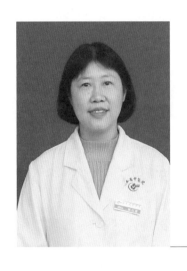

陈红蕾　广东省中医院推拿科医师

　　1989 年毕业于广州中医学院(现广州中医药大学)中医系。毕业后进入广东省中医院按摩科工作至今。在第三批全国老中医药专家学术经验继承工作指导老师林应强和广州中医药大学博士研究生导师、广东省中医院首批名中医吴山的指导下,勤奋工作,以小儿推拿和正骨推拿治疗小儿伤科及儿科各种疾病;在学习林应强的"林氏正骨手法"的同时,曾到北京、上海、青岛、济南等地学习具有地方特色且有着上百年历史沉淀的小儿流派推拿,如在青岛市中医医院学习"三字经流派小儿推拿"手法,在山东省中医院学习"孙氏流派推拿"手法等。在实践中吸收总结经验,不断提升诊疗水平。近年来,组建小儿推拿团队,在治疗小儿常见病如感冒、咳嗽、厌食、积滞、近视、肌性斜颈等,以及小儿保健推拿方面,疗效满意,受到患者好评。

　　近 10 余年来,钻研学习中医饮食疗法,并用于临床,将"食疗"融入日常三餐的饮食中,并与推拿相结合,对预防和治疗疾病起到相辅相成的作用。

　　在工作中,科研教学同时并进,主持小儿推拿治疗儿童反复呼吸道感染的临床对照研究,参与林应强改良手法治疗腰椎间盘突出症的临床研究等项目。为多届中医药大学学生讲授推拿学;为多届全省中医护理骨干培训班讲授推拿基本知识。现任广东省针灸学会手疗法医学专业委员会委员。

序

泱泱大国，中华文化，博大精深！祖国医学，蕴藏着深奥的中医药文化，几千年来，人才辈出。按摩推拿，以其徒手不借助药物、针砭的特点，已成长为这个伟大宝库中的奇葩。小儿推拿，更由于其独特的理论体系，俨然是按摩推拿界中的一朵金花，由于效果显著，应用广泛，深受广大家长的喜爱。小儿推拿始盛于明代，经过各代医家的沉淀，已形成较大规模，尤其在近代，小儿推拿学不断创新发展，更着重用于临床，在预防、治疗小儿疾病的过程中，作出了很大的贡献。

本书作者陈红蕾是我们广东省中医院小儿推拿高年资专业医师，在我院推拿科工作30余年，临床经验丰富。在第三批全国老中医药专家学术经验继承工作指导老师林应强和广州中医药大学博士研究生导师、广东省中医院首批名中医吴山的指导下，努力钻研技术，理论联系实际，已深得南派小儿推拿精髓，为南派小儿推拿的领头人。学无止境，为使自己更上一层楼，十年前，远赴北京、上海、青岛、济南研习北派小儿推拿，使自己的专业水平得到进一步提升。至此，于小儿推拿，陈红蕾以多年的临床经验结合南北两派小儿推拿手法并配合饮食疗法，方药并重，效果相得益彰，开创了小儿推拿的新局面。近年来，以她为首的小儿推拿团队，以中医理论为基础，不断发掘、传承并研究小儿推拿疗法。由于取穴准确，手法熟练，治疗和保健效果甚佳，来诊者甚众。

《小儿常见病推拿与食疗》一书，将陈红蕾30余年的临床经验归纳总结、整理提高，并结合她多年来学习中医饮食疗法的心得体会，一并介绍给读者，以供参考。本书实用性强，内容丰富，是增强小儿机体抗病能力和修复能力的一个好助手，可为保障小儿健康成长提供更多的帮助。无论是专业的从业者，还是年轻的父母，所有关心呵护祖国花朵的人，都将从中受益匪浅。

国医大师 禤国维

2021 年 8 月

前　言

　　小儿是祖国的花朵、未来的接班人。他们的健康成长对国家强盛、民族兴旺起着重要的作用。小儿推拿又称小儿按摩，在祖国医学宝库中有悠久的历史和丰富的经验。它是在中医理论指导下，结合小儿生理、病理特点，应用手法与穴位，作用于小儿机体，调整脏腑、经络、气血，使之驱除病邪，增强各脏腑功能，来达到预防和治疗疾病的效果。随着现代医学的发展，小儿推拿理论、手法不断提高，对预防和治疗疾病有较好的疗效，其实用性强、操作简便、不良反应少，在医疗系统中广泛应用，在民间亦深受广大家长和爱好者的欢迎。

　　家长只要掌握常用手法和穴位，就可以在日常生活中为小儿做好保健。笔者在临床实践中体会到，给小儿推拿时，适当配合饮食疗法，于日常三餐食用，不但小儿乐于接受，而且可起到相得益彰的效果。故在本书小儿常见病的治疗中，除介绍小儿常用推拿手法外，适当介绍在临床上疗效显著的食疗方，供广大家长、广大读者参考使用。

　　本书的出版，承蒙国医大师禤国维在百忙之中作序，广东省中医院各位领导和博士研究生导师吴山教授的鼎力支持，在此一并致以衷心的感谢！

编　者
2021 年 8 月

目　录

第一章　小儿推拿基础知识 / 1

第一节　认识小儿推拿 / 1

第二节　儿科常识 / 4

第三节　小儿推拿常用的介质 / 5

第四节　小儿推拿的注意事项 / 6

第二章　常用小儿推拿手法 / 7

第一节　常用单式手法 / 7

推法 / 7

拿法 / 8

按法 / 9

摩法 / 9

揉法 / 10

运法 / 10

掐法 / 11

捣法 / 11

捏法 / 12

擦法 / 13

捻法 / 14

搓法 / 14

第二节　常用复式手法 / 15

黄蜂入洞 / 15

开璇玑 / 15

打马过天河 / 16

按弦走搓摩 / 17

水底捞明月 / 18

猿猴摘果 / 18

第三章　小儿推拿常用穴位 / 20

第一节　头面部常用穴位 / 20

天门 / 20

坎宫 / 20

太阳 / 21

耳后高骨 / 21

百会 / 22

鼻通（上迎香）/ 22

迎香 / 23

天柱骨 / 24

桥弓 / 24

囟门 / 25

印堂 / 26

山根 / 26

人中 / 27

牙关 / 27

风池 / 28

承浆 / 28

地仓 / 29

第二节 上肢部常用穴位 / 30

脾经 / 30

肝经 / 31

心经 / 32

肺经 / 32

肾经 / 33

胃经 / 34

大肠经 / 35

小肠经 / 35

四横纹 / 36

小横纹 / 37

肾顶 / 38

掌小横纹 / 38

板门 / 39

内劳宫 / 39

内八卦 / 40

小天心 / 40

手阴阳 / 41

三关 / 42

天河水 / 43

六腑 / 43

曲池 / 44

合谷 / 44

一窝风 / 45

总筋 / 45

端正 / 46

五指节 / 47

二扇门 / 47

二人上马（二马）/ 48

膊阳池 / 48

运土入水 / 49

运水入土 / 49

外劳宫 / 50

肾纹 / 50

十王（十宣）/ 51

少商 / 51

老龙 / 52

精宁 / 52

威灵 / 53

第三节 胸腹部常用穴位 / 53

天突 / 53

膻中 / 54

乳根、乳旁 / 55

胁肋 / 56

中脘 / 56

腹 / 57

脐（神阙）/ 58

天枢 / 59

丹田 / 60

肚角 / 61

第四节 腰背部常用穴位 / 61

肩井 / 61

大椎 / 62

肺俞 / 63

脾俞 / 65

胃俞 / 66

肾俞 / 66

七节骨 / 67

八髎 / 68

龟尾 / 68

脊柱 / 69

第五节　下肢部常用穴位 / 70

　　箕门 / 70

　　百虫 / 71

　　足三里 / 71

　　丰隆 / 72

　　前承山 / 73

　　后承山 / 73

　　三阴交 / 74

　　委中 / 75

　　昆仑 / 75

　　涌泉 / 76

　　太冲 / 77

第六节　常用穴位归类 / 77

第四章　小儿常见病的推拿治疗和食疗 / 79

第一节　感冒 / 79

第二节　咳嗽 / 82

第三节　乳蛾（扁桃体炎）/ 86

第四节　鼻炎 / 89

第五节　鼻衄（鼻出血）/ 92

第六节　口疮 / 94

第七节　厌食 / 96

第八节　积滞 / 98

第九节　疳证 / 100

第十节　便秘 / 102

第十一节　泄泻 / 105

第十二节　腹痛 / 107

第十三节　呕吐 / 110

第十四节　汗证 / 113

第十五节　湿疹 / 115

第十六节　夜啼 / 118

第十七节　遗尿 / 120

第十八节　瘦弱小儿的调治 / 122

第十九节　流涎（滞颐）/ 123

第二十节　臀肌挛缩 / 124

第二十一节　脊柱侧弯 / 125

第二十二节　肌性斜颈 / 126

第五章　小儿营养素及常用食物、药物的性味功能 / 128

第一节　各类营养素的来源和缺乏症状 / 128

第二节　小儿食疗配方常用食物 / 131

　　五谷类 / 131

　　豆类 / 131

　　果品类 / 132

　　蔬菜类 / 136

　　禽畜类 / 139

　　水产类 / 141

第三节　小儿食疗配方常用药物 / 143

附一　小儿推拿穴位索引 / 146

附二　小儿推拿手法索引 / 148

附三　食疗方索引 / 150

主要参考书目 / 152

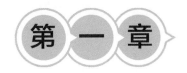

小儿推拿基础知识

第一节　认识小儿推拿

（一）定义

小儿推拿是在中医理论指导下,根据小儿的生理、病理特点,运用推拿手法作用于小儿体表的穴位和部位,调节经络、气血,调整脏腑功能,提高机体免疫力,从而达到防病治病目的的外治疗法。它由历代医家总结积累经验而成,历史悠久。

（二）适用对象

小儿推拿的应用对象一般指 6 岁以下的小儿,尤其适用于 3 岁以下的婴幼儿。

（三）适应证

小儿推拿的适用范围很广,包括了内科、外科、五官科、筋伤、神经科等多种病症。对常见病、多发病的疗效尤为显著,如腹泻、便秘、厌食、积滞、疳证、感冒、咳嗽、肌性斜颈和轻度脑性瘫痪等。

（四）手法特点

小儿推拿与成人推拿略有不同,首先要达到持久、有力、均匀、柔和、深透的要求。持久是指手法要持续一定时间。有力是指操作者因应小儿的年龄、体质、病情而选取恰当力度的手法。均匀是指手法的力度虽然有重有轻,但始终保持均匀,操作的频率也保持均匀。柔和是指非暴力非蛮力。这样的手法,在持续一段时间后,就能深透部位,达到治疗目的。

除此外,小儿推拿手法特别强调轻快柔和、平稳着实,就是说手法力度较成人推拿轻,频率较快,而且推拿者的手在整个操作过程中一直紧贴小儿体表而不离开,做到轻而不浮,重而不滞。

（五）取穴特点

小儿推拿常用穴位包括部分十四经穴、经外奇穴,以及许多特定穴。这些穴位有的呈点状,有的呈线状,有的呈面状,大部分位于肘关节以下,而且以手部居多,这种分布特点方便了推拿者的操作。

（六）取穴方法

1. 特定穴位取穴方法　特定穴位是指小儿推拿特有的穴位,如脾经、肝经、天河水、小天心等穴,其定位方法均在第三章中有详细介绍。

2. 经络穴位取穴方法　十四经穴和经外奇穴属于经络穴位,它们在小儿推拿中常被运用,如百会、印堂、足三里、三阴交等。取穴方法通常有 3 种:

（1）体表标志定位法:这种方法是利用人体的自然标志,如头部前后发际、五官、乳头、肚脐等部位来定位取穴。如两眉连线中点取印堂穴,两乳头连线中点取膻中穴,胸剑结合部至肚脐连线中点取中脘穴。另外,当人体进行一些活动后,局部会出现凹陷、皱纹、孔隙等,这些局部的改变也可以帮助取穴,如屈曲肘关节后,在肘横纹头取曲池穴。

（2）手指同身寸法:这种方法就是用小儿自己的手指作为尺度来寻找穴位。

1）1寸:①中指同身寸:将小儿的中指中节屈曲,手指内则两端横纹头之间的距离为1寸（图1-1-1）;②拇指同身寸:将小儿拇指伸直,以拇指指间关节的宽度作为1寸（图1-1-2）。

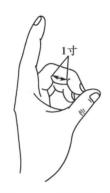

图1-1-1　中指同身寸

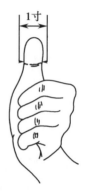

图1-1-2　拇指同身寸

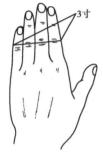

图1-1-3　横指同身寸

2）3寸:将小儿食指、中指、无名指、小指四指并拢,以中指中节横纹处为准,四指的宽度为3寸,又称横指同身寸（图1-1-3）。

（3）骨度分寸法:又称骨度折量定位法（表1-1-1,图1-1-4）,是将全身各部位以骨节为主要标志规定其长短,并依其比例折算作为定穴的标准。按照此方法,不论男女、老少、高矮、胖瘦,均可按自身骨节标志作为折算标准,从而很方便地解决了在不同人身上的定穴问题。

表1-1-1　常用骨度折量寸表

部位	起止点	骨度（折量）	度量法
头面部	两眉头中间至前发际	3寸	直寸
	前额两额角发际之间	9寸	横寸
	耳后两完骨之间	9寸	横寸
	前发际正中至后发际正中	12寸	直寸
胸腹部	两乳头之间	8寸	横寸
	胸骨上窝至胸剑结合部	9寸	直寸
	胸剑结合部至脐	8寸	直寸
	脐至耻骨联合上缘	5寸	直寸
腰背部	肩胛骨内缘至背部正中线	3寸	横寸

续表

部位	起止点	骨度（折量）	度量法
上肢部	腋前、后纹头至肘横纹	9寸	直寸
	肘横纹至腕横纹	12寸	直寸
下肢部	股骨大转子至腘横纹	19寸	直寸
	腘横纹到外踝尖	16寸	直寸
	内踝尖至足底	3寸	直寸

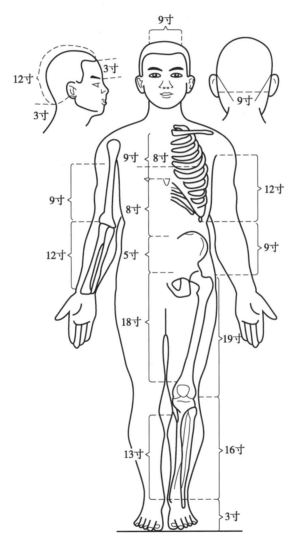

图 1-1-4　常用骨度分寸示意图

（七）操作顺序

一般情况下，小儿推拿的操作顺序有以下 3 个特点：

1. 先推上肢部，再依次推头面部、胸腹部、腰背部，最后推下肢部。

2. 先推主穴,后推辅助性穴位。

3. 先运用轻柔手法,如推、揉、运、摩等手法,后运用刺激性较强手法,如拿、掐、捏等手法。另外,上肢部穴位(不分男女)一般只推一侧,其他部位双侧取穴推拿。

(八)推拿时间

本书记载的操作次数与时间,适用于6个月至1岁的小儿。然而,推拿的时间应根据小儿的年龄、病情及体质的强弱而决定,年龄大、病情重、体质强的小儿,推拿时间可以相应长一些;年龄小、病情轻、体质弱的小儿,推拿时间则可缩短一些。一般来说,总的推拿时间在20~30分钟。

(九)禁忌证

以下情况为小儿推拿的禁忌证,不宜进行小儿推拿。

(1)各种皮肤病的患处,以及皮肤破损(烧伤、烫伤、擦伤等)的局部。

(2)某些急性感染性疾病,如蜂窝织炎、丹毒等。

(3)外伤、骨折、关节脱位者,在诊断未明确前不能推拿。

(4)某些急性传染病,如急性肝炎、肺结核病等患者。

(5)严重心脏病、肝病及精神病患者。

(6)紫癜、血小板减少症等有出血倾向的患者。

小儿推拿操作简便易学,儿童乐于接受,值得家长们学习及运用于家庭保健。接下来向大家介绍一些需要掌握的中医儿科基础知识。

第二节 儿 科 常 识

小儿与成人在生理和病理上各有不同的特点,我们不能把小儿看成是成人的缩影,当作"小大人"看待。这里简单介绍小儿在生理和病理上的特点,对做好小儿的预防保健和治疗疾病有一定的指导意义。

(一)小儿的生理病理特点

1. 生理特点

(1)脏腑娇嫩,形气未充:脏腑是指五脏六腑(五脏:心、肝、脾、肺、肾。六腑:胆、胃、大肠、小肠、膀胱、三焦)。形是指形体结构。气是指生理功能活动。脏腑娇嫩,形气未充,就是说小儿出生后处在生长发育时期,身体形态结构虽已形成,但非常柔嫩,各种生理功能尚未健全,都处在不成熟阶段。如《小儿药证直诀·变蒸》所云"五脏六腑,成而未全……全而未壮",就是对小儿这段时期的体质特点很好的描述。总而言之,小儿对病邪侵袭、药物攻伐的抵抗力和耐受力都较低,需要认真细心呵护。

(2)生机蓬勃,发育迅速:小儿生长发育进程中,生命力、活力、形体结构都是在快速增长,年龄越小,生长发育速度越快,无论是形体结构或是功能活动,均不断向完善成熟方面发展。这种生理现象古代先贤就用"纯阳"一词来形容,如《颅囟经》所云"凡小孩三岁以下,呼为纯阳,元气未散",意思就是说小儿生机旺盛,生长发育迅速,好比旭日之初升,草木之方萌,蒸蒸日上,欣欣向荣。

2. 病理特点

(1)发病容易,传变迅速:小儿脏腑娇嫩,形气未充,对疾病的抵抗能力差。加上其寒暖不能自调,乳食不知自节,一旦护理失宜,则较成人容易发病。小儿常见病多是感受六淫邪气(风、寒、暑、湿、燥、火),或为饮食所伤,其中尤以肺、脾二脏疾病多见。另外,小儿患病传变快。例如,小儿感冒发热伴咳嗽,稍不注意治疗和护理,可迅速转变为急性支气管炎,并可转变为肺炎。又如,在脾胃方面,小儿偶因饮食不当而患食滞泄泻,严重时呕吐频频、泄泻不止,导致脱水,耗损阴津而成重症、虚证。

小儿得病后传变迅速,还体现在疾病发展转归过程中,经常会出现寒热互相转化、虚实并存的证候。例如,小儿感冒发热,初为表证,很快转高热甚至抽搐的实热证。经过及时救治,当热退逐渐康复时,又常表现为不思饮食、胃口全无、大汗淋漓的虚证。这就是易实易虚的表现。治疗时则需要扶正健脾,补虚止汗,以促进康复。这种传变迅速之快,需要医护人员和家长密切留意。

(2)脏气清灵,易趋康复:这是小儿在疾病转归过程中又一特点。小儿患病虽然传变迅速,但其病因单纯,多以外感时邪或内伤饮食为主,同时小儿脏气清灵,对药物少有耐药、抗药之性,如能及时对症治疗,用药恰当,加上机体生机蓬勃,病情就可迅速好转,达到康复痊愈。

(二)小儿常见病的简要诊断方法

中医诊断主要包括望、闻、问、切四诊。由于婴儿不会说话,年龄稍大一点的幼儿也不能准确地诉说病情,加之小儿生病还有哭闹(会干扰脉象),因此,对小儿的辨证诊断主要以望诊为主,以闻、问、切为辅。以下对望诊及八纲辨证中小儿常见的症状进行梳理,方便我们对小儿的情况进行判断。

1. 望精神面色

面色红润光泽,精神活泼是健康小儿的表现。如果面色苍白、萎黄、精神不振、疲倦懒言,多为虚证或久病后,要多加注意,及时调治。

2. 望舌

舌质淡红润泽,舌苔薄白是正常的。舌淡白、苔少是气血不足,属虚寒。舌质红绛,舌苔黄或黄厚、干,为热性病,属实热。舌尖红,白苔,多为心火旺盛。舌质胖,舌边有齿印,舌苔白或白腻,多为湿热。舌质淡红,舌苔厚腻,多为积滞。

3. 望排泄物

(1)望痰涎:痰涎清稀、白色,鼻涕清稀为风寒、痰湿。鼻涕黄稠,痰稠色黄,为肺胃有热。痰白黏稠,为痰湿阻肺。

(2)望呕吐物:呕吐物酸馊腐臭,夹有未消化物或奶块,为食滞、消化不良。呕吐物清稀、完谷不化为脾胃虚寒,属寒证。呕吐物酸臭,口气秽,为肺胃有热。

(3)望二便:大便干结,小便短黄,多为实证、热证。大便稀薄或完谷不化,小便清长,多为虚证、寒证。大便稀溏夹有黏液,小便黄,多为肠胃湿热。大便酸馊烂,夹有未消化物,多为食滞。

注意事项:在望诊中如发现有明显异常情况,需尽快送医院诊治。

第三节　小儿推拿常用的介质

推拿时,我们在手上沾上适量粉末、油剂或水,以润滑小儿皮肤,减少摩擦,增强疗效。这些粉末、油剂和水就叫介质。常用的介质有多种,有些主要起润滑作用,而有些则兼有清热或散寒或祛湿等不同功效。我们可以按照小儿的具体情况选择使用(表1-3-1)。

表 1-3-1　小儿推拿常用的介质

介质	适用范围
爽身粉、滑石粉	偏干爽,有祛湿功效,适用于四肢及躯干部;不适用于头面部,以免误入眼、口、鼻
葱姜水	性偏辛温,适用于表证、寒证
薄荷水、清水	性偏凉,薄荷水能疏风清热,多用于风热之证,并有清利头目的功效
凡士林、橄榄油等	有润肤润燥功效,适用于秋冬干燥季节,或用于皮肤偏干易过敏体质,而头面部也适用

第四节　小儿推拿的注意事项

1. 操作时尽量在通风良好、光线明亮、温度适宜的环境中进行。在寒冷的秋冬季节,可借助暖风机等设备供暖,掀开患儿衣服操作时可在上面覆盖毛巾等保暖。操作者双手宜搓热后再接触患儿。

2. 进行操作前,操作者应修剪指甲,以免误伤患儿。

3. 操作过程中尽量让患儿安静并感觉舒适,如患儿哭闹难以配合可稍暂停,安抚后再继续。

4. 患儿姿势可坐、可卧,只要暴露推拿的部位就行了。

5. 推拿后不要让小儿马上洗手和淋浴,以免感受风寒水湿之邪。如小儿出汗较多,要及时擦干,以免受凉。

6. 不宜在小儿过饱或过饥时推拿。

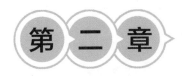

常用小儿推拿手法

第一节　常用单式手法

推法包括直推法、分推法、合推法和旋推法。

1. 直推法

用拇指的螺纹面或其桡侧缘,或食、中两指螺纹面着力,在患儿体表的穴位或部位上做直线推动,称直推法(图2-1-1)。适用于线状穴位,如补大肠、清天河水等。

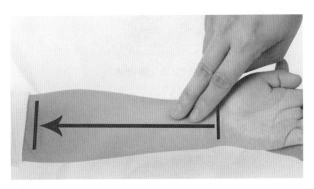

图 2-1-1　直推法

2. 分推法

用双手拇指螺纹面或桡侧缘,自穴位中间向两旁做直线或弧线推动,称分推法(图2-1-2)。适用于头面部、躯干部和手腕部,如推坎宫、分腹阴阳、分手阴阳。

3. 合推法

用两拇指螺纹面或桡侧缘,自穴位两旁向中间合拢推动,称合推法(图2-1-3)。适用于手腕部,如合手阴阳。

4. 旋推法

用拇指螺纹面在穴位上做顺时针方向的旋转推动,称旋推法(图2-1-4)。适用于手部点状或面状的穴位。

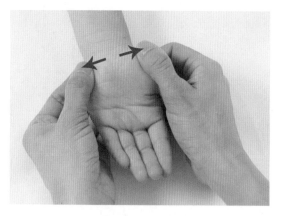

图 2-1-2　分推法

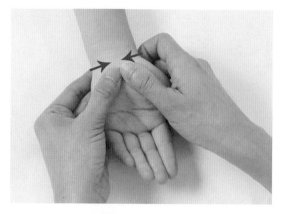

图 2-1-3　合推法

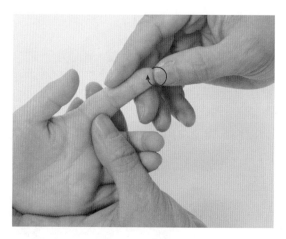

图 2-1-4　旋推法

[动作要领]

（1）操作时,肩、肘、腕关节要放松,手法仅在皮肤表面推动,不带动皮下组织。

（2）用拇指做直推法时,主要靠拇指的内收和外展活动;用食指、中指做直推法时,主要靠肘关节的屈伸活动。

（3）做旋推法时仅依靠拇指做小幅度的旋转推动。

（4）做分推法则依靠两手拇指的内收和外展活动,以及两腕关节的内、外旋转活动。

（5）合推法临床运用较少,目前仅用于合手阴阳。操作时注意用力均匀,避免向中间挤拢皮肤。

（6）直推法与分推法频率约每分钟 200~300 次;旋推法频率约每分钟 120~200 次。

拿　法

以拇指和食、中二指,或用拇指和其余四指对称用力,捏住一定部位或穴位,逐渐用力内收并提起,然后放松,称拿法（图 2-1-5,图 2-1-6）。有"捏而提起谓之拿"的说法。适用于四肢、肩颈部等穴位及部位,如拿肩井、拿风池、拿列缺、拿肚角。

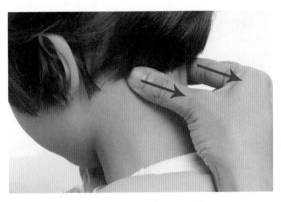
图 2-1-5 拿风池

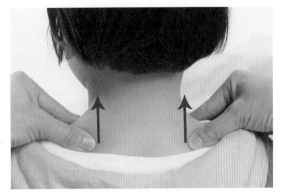
图 2-1-6 拿肩井

[**动作要领**]操作时先轻轻捏住皮肤,不可用指端和指甲用力内扣,只能由指腹着力。一紧一松,轻重交替,反复操作。

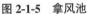 按 法

以指端或掌根在穴位上逐渐用力向下按压,按而留之,称按法(图 2-1-7)。指按法适用于全身各个穴位,如按百会、按丹田。掌按法适用于面积大而又较平坦的部位,如胸腹部、腰背部。

[**动作要领**]操作时,着力部位要紧贴皮肤表面,不可移位。按压的方向也要垂直于穴位,按压的力度应由轻到重,逐渐增加,忌暴力、蛮力。按法多和揉法相结合,即按压停留在一定深度时随之用揉法,如按揉天枢、按揉足三里等。

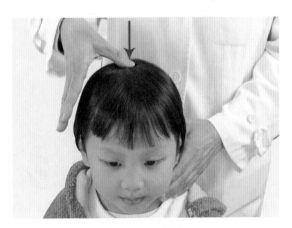
图 2-1-7 按法

 摩 法

以食、中、无名、小指的指面或掌面着力,附着在小儿体表一定的部位或穴位上,做有节律的环形抚摩运动,称摩法(图 2-1-8,图 2-1-9)。多适用于胸腹部,如摩囟门、摩腹。

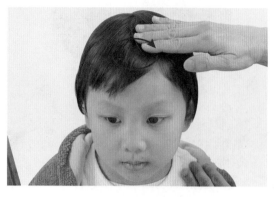

图 2-1-8   摩法（摩囟门）

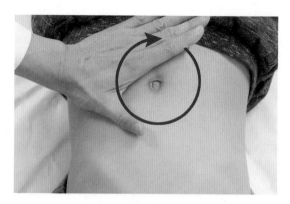

图 2-1-9   摩法（摩腹）

[**动作要领**]操作时，上肢放松，动作协调，用力轻柔均匀，不带动皮下组织，频率约每分钟 120 次。

揉　法

以手指指端或掌根或大鱼际、小鱼际等部位着力，吸定于一定的部位或穴位上，按顺时针方向或逆时针方向做轻柔缓和的旋转揉动，称揉法（图 2-1-10，图 2-1-11）。适用于全身的穴位和部位，如揉曲池、揉脐、揉天枢等。

[**动作要领**]操作时着力部位要贴紧皮肤，腕部自然放松，揉动的同时带动皮下组织，频率每分钟约 160~200 次。

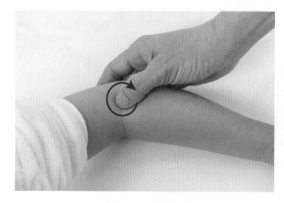

图 2-1-10   指揉法

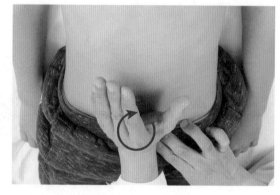

图 2-1-11   掌根揉法

运　法

以拇指螺纹面或食、中指的螺纹面在小儿体表做环形或弧形移动，称运法（图 2-1-12，图 2-1-13）。多适用于手部的环形或弧形穴位，如运内八卦、运水入土等。

[**动作要领**]手法宜轻不宜重，宜缓不宜急，不带动皮下组织，频率每分钟 80~120 次。

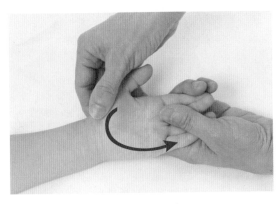

图 2-1-12　运法

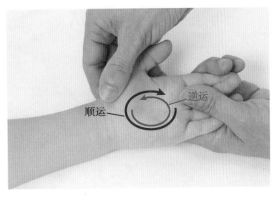

顺运　逆运

图 2-1-13　顺(逆)运内八卦

掐　法

以拇指指甲垂直向下切掐小儿的穴位或部位,称掐法(图 2-1-14,图 2-1-15)。适用于点状穴位,如掐人中、掐老龙、掐四横纹等。多用于急救穴位,有醒神开窍的作用。

[动作要领]操作时,应用拇指指甲垂直于穴位,紧贴皮肤,不要移位,以免划伤皮肤。掐法为重刺激手法,不宜长时间反复做,更不能掐破皮肤,一般放在最后操作,以免小儿怕痛不配合继续推拿。常规做完掐法后都会做揉法,以缓和疼痛不适感。

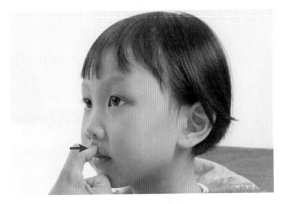

图 2-1-14　掐法(掐人中)

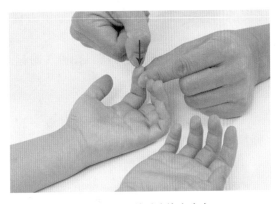

图 2-1-15　掐法(掐十宣)

捣　法

以中指指端,或食、中指屈曲的指间关节着力,做有节奏的叩击穴位的方法,称捣法(图 2-1-16,图 2-1-17)。适用于上肢点状穴位,如捣小天心。

[动作要领]
(1)操作时,以腕关节的屈伸运动带动着力部分,有节奏地叩击穴位。
(2)用中指做捣法时,要修剪指甲,不要损伤小儿皮肤。

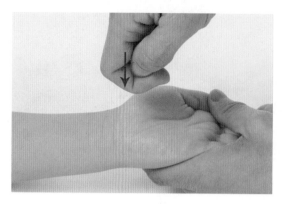

图 2-1-16   捣法 1

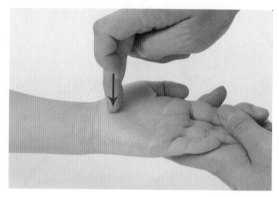

图 2-1-17   捣法 2

捣　　法

用手指捏拿肌肤,称捏法。小儿捏法主要用于脊柱,故又称捏脊法。常用捏脊法有两种方法:

(1)二指捏法(每手用两指):小儿俯卧位,充分暴露脊柱,推拿者两手食指屈曲,用食指中节桡侧面顶住皮肤,拇指在前,两指同时用力将皮肤提起,双手交替捏推向前,自龟尾捏至大椎(图 2-1-18)。

(2)三指捏法(每手用三指):小儿俯卧位,充分暴露脊柱,推拿者用两拇指桡侧顶住皮肤,食、中两指前按,三指同时用力提起皮肤,双手交替捏推向前,自龟尾捏至大椎(图 2-1-19)。

捏脊常操作 3~5 遍,习惯自捏第 3 遍起,每捏三下就稍用力将皮肤向上提一下,叫作"捏三提一",有加强刺激的作用。

[动作要领]

(1)操作时,提拿的皮肤不宜过多也不宜过少,过多则不宜推动,过少则皮肤容易滑脱。

(2)捏时需直线向前,不可歪斜。

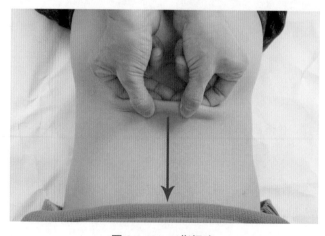

图 2-1-18   二指捏法

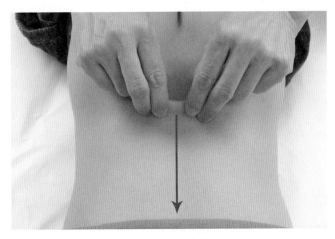

图 2-1-19 三指捏法

用手掌面或鱼际,在小儿体表做直线往返摩擦运动,称擦法(图 2-1-20)。

根据着力部位的不同分为掌擦法、大鱼际擦法、小鱼际擦法和指擦法。擦法多用于面积较大部位,如擦肺俞、擦膻中、擦八髎。

[**动作要领**]做擦法时上肢放松,以肩关节为支点,上臂带动前臂做直线往返运动。一般感觉局部温热即可,同时注意使用介质,不可擦破皮肤。

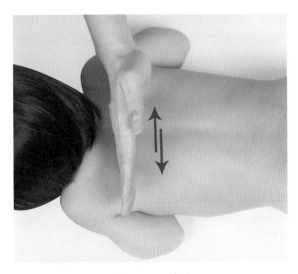

图 2-1-20 擦法

捻　法

以拇、食指螺纹面捏住一定部位,做相对用力搓揉运动,称捻法(图 2-1-21)。捻法常用于指间关节,如捻十指。

[**动作要领**]捻动要灵活、快速,上下移动要慢。

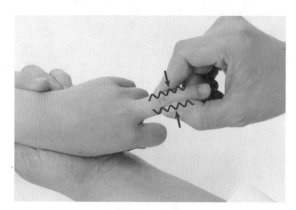

图 2-1-21　捻法

擦　法

用手背在体表上做连续的㨰动,称㨰法(图 2-1-22)。适用于颈项、腰背和四肢部。

[**动作要领**]

操作者肩部放松,肘关节屈曲约120°,手指自然弯曲,然后以手背尺侧(小鱼际后方)或中指、无名指、小指的掌指关节背侧为着力部,在小儿体表部位上,通过腕部的屈伸和前臂的旋转运动,产生一组连续的滚动。注意,动作要连贯,对施术部的压力要均匀。操作频率每分钟120~160 次。

临床还有一种是以食、中、无名、小指四指第 1 指间关节背面为着力部,在施术部位上做连续的来回滚动,称"小㨰法"(图 2-1-23)。在治疗脑性瘫痪、下肢痹痛等时也常用此方法。

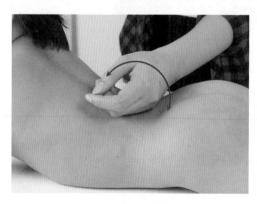

图 2-1-22　㨰法

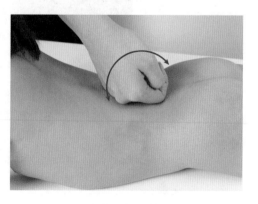

图 2-1-23　小㨰法

第二节　常用复式手法

黄 蜂 入 洞

[位置]两鼻孔。

[操作]操作者一手轻扶患儿头部,使患儿头部相对固定,另一手食、中指的指端紧贴患儿两鼻孔下缘处,轻轻入鼻孔,以腕关节为主动,带动着力部分做反复揉动,为黄蜂入洞(图2-2-1)。

[次数]揉50~100次。

[作用]发汗解表,宣肺通窍。

[主治]外感风寒,发热无汗,鼻塞不通。

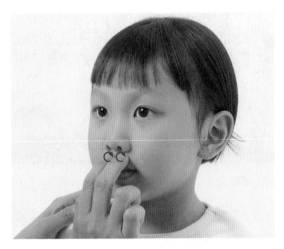

图2-2-1　黄蜂入洞

开 璇 玑

[位置]胸、腹部。璇玑穴在胸骨正中线,平第1肋骨上缘。

[操作]操作者首先以两拇指指端先从璇玑穴沿肋间隙向两侧分推,并自上而下一直分推至鸠尾穴(鸠尾:在上腹部胸剑结合部下1寸,前正中线上),再用食中二指指面从鸠尾穴向下直推至脐部,然后以脐部为中心,按顺时针方向摩小儿腹部,最后从脐中推至小腹(图2-2-2~图2-2-5)。

[次数]各操作20~30次。

[作用]宣通气机,止咳化痰,降逆止呕,消食导滞。

[主治]胸闷,痰多,气促,呃逆,呕吐,积食,胸腹胀满等。

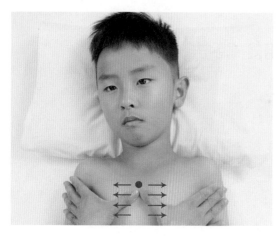

图 2-2-2　开璇玑（分八度）

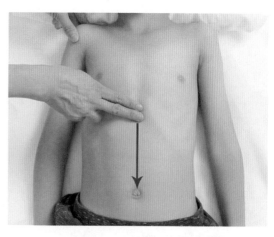

图 2-2-3　开璇玑（推中脘）

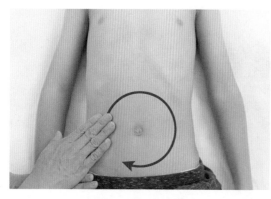

图 2-2-4　开璇玑（摩腹）

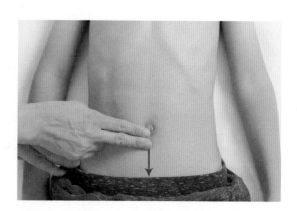

图 2-2-5　开璇玑（推小腹）

打 马 过 天 河

［位置］掌心及前臂正中线。

［操作］操作者先以右手拇指运内劳宫，再以食、中二指螺纹面（可沾凉水）自总筋穴起，沿前臂正中线，经内关、间使循天河向上一起一落拍打至洪池（图 2-2-6，图 2-2-7）。

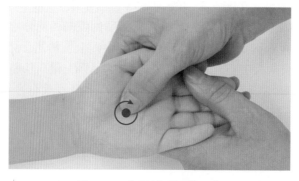

图 2-2-6　打马过天河第一步

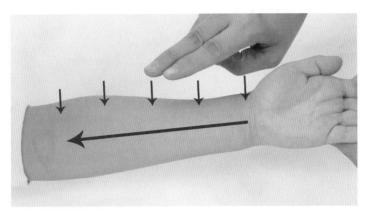

图 2-2-7　打马过天河第二步

[次数]打 10~20 次。

[作用]清热泻火，通经活络。

[主治]高热神昏、发热恶寒、上肢麻木、抽搐、谵语等实热病证。虚热不用本操作。

按 弦 走 搓 摩

[位置]胁肋部。

[操作]家长抱患儿于怀中，令其上肢抬起。操作者用两手掌面轻贴在患儿两侧胁肋部（图 2-2-8），并自上而下搓摩至天枢穴处（图 2-2-9）。

[次数]50~100 次。

[作用]顺气化痰，消积散结。

[主治]咳嗽痰滞，胸闷气促，腹胀食少。

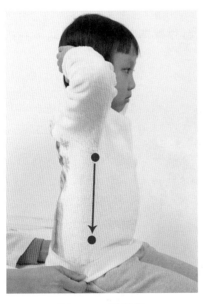

图 2-2-8　胁肋部

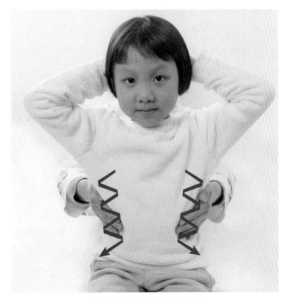

图 2-2-9　按弦走搓摩

水 底 捞 明 月

[**位置**]手掌面。

[**操作**]操作者用左手握住患儿左手,将掌面向上,然后用右手拇指自患儿小指尖沿小鱼际尺侧缘运至小天心处,再转入内劳宫为一遍(图 2-2-10)。

[**次数**]30~50 次。

[**作用**]清热凉血,宁心除烦。

[**主治**]高热神昏、烦躁不安、口渴、流鼻血等实热病证。

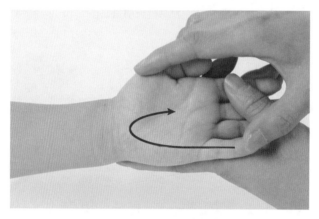

图 2-2-10　水底捞明月

猿 猴 摘 果

[**位置**]两耳尖及两耳垂。

[**操作**]用两手的食、中二指夹住小儿两耳尖向上提,再捏两耳垂向下拉,如猿猴摘果状(图 2-2-11,图 2-2-12)。

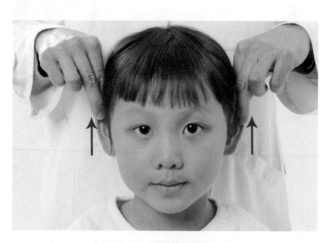

图 2-2-11　猿猴摘果第一步

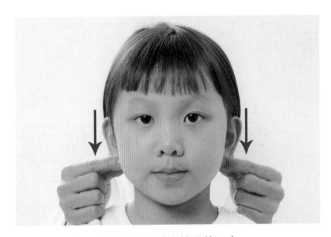

图 2-2-12　猿猴摘果第二步

[**次数**]向上提 10~20 次,向下拉 10~20 次。

[**作用**]化痰,镇惊。

[**主治**]寒痰,食积,疟疾。

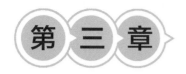

小儿推拿常用穴位

第一节　头面部常用穴位

[位置]两眉头连线中点（印堂）至前发际正中呈一直线（图 3-1-1）。

[操作]用两拇指指腹自下而上交替直推,称开天门（图 3-1-2）。

[次数]推 30~50 次。

[作用]疏风解表,醒脑明目,镇惊安神。常用于外感发热、头痛等。

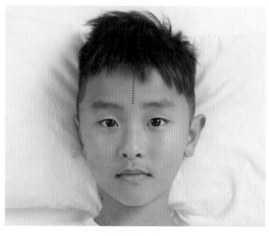

图 3-1-1　天门

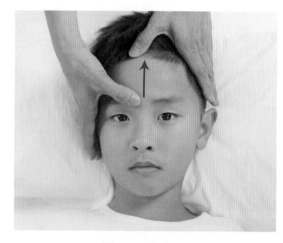

图 3-1-2　开天门

[位置]从眉头至眉梢呈一直线（图 3-1-3）。

[操作]用两拇指沿眉毛从眉心向眉梢做分推,称推坎宫（图 3-1-4）。

[次数]推 30~50 次。

[作用]疏风解表,开窍醒脑,止头痛。常用于外感发热、头痛、惊风等。

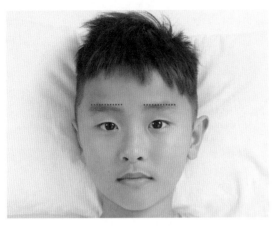

图 3-1-3　坎宫

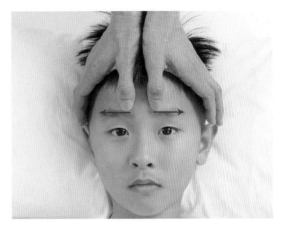

图 3-1-4　推坎宫

太　阳

[位置] 眉梢与外眼角连线中点向后 1 寸凹陷处（图 3-1-5 ）。

[操作] 用两拇指或两中指指端揉该穴，称揉太阳或运太阳（图 3-1-6 ）。古书记载，向眼方向揉为补，向耳方向揉为泻。

[次数] 揉 30~50 次。

[作用] 疏风解表，止头痛。常用于治疗外感发热、头痛、近视等。常与开天门、推坎宫、揉耳后高骨配合使用。

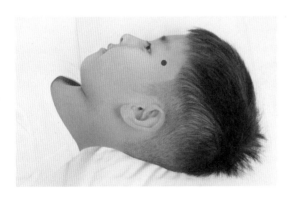

图 3-1-5　太阳

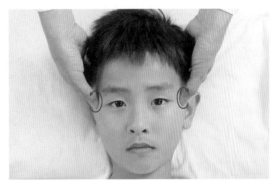

图 3-1-6　揉太阳

耳 后 高 骨

[位置] 耳后入发际，乳突（即高骨）下凹陷中（图 3-1-7 ）。

[操作] 用拇指或中指指端揉，称揉耳后高骨（图 3-1-8 ）。

[次数] 揉 30~50 次。

[作用] 疏风解表，安神除烦。开天门、推坎宫、揉太阳、揉耳后高骨合称 "四大手法"，常用于治疗感冒、头痛、惊惕不安等。

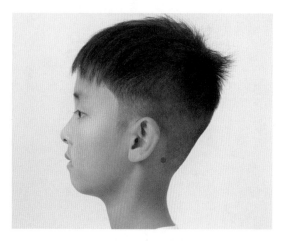

图 3-1-7   耳后高骨

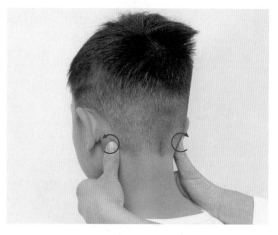

图 3-1-8   揉耳后高骨

百   会

[位置]折耳向前,两耳耳尖连线与前正中线交汇处;或前发际正中直上 5 寸。

[操作]用拇指按揉该穴,称按揉百会(图 3-1-9)。

[次数]揉 30~50 次。

[作用]开窍醒神,镇惊安神,升阳举陷,止头痛。常用于治疗惊风、烦躁、发育迟缓及脏器下垂等。

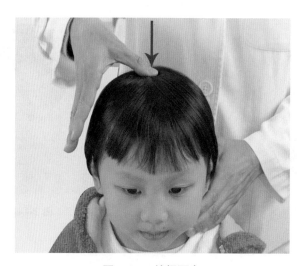

图 3-1-9   按揉百会

鼻   通   (上迎香)

[位置]在面部,鼻翼软骨与鼻甲交界处,近鼻唇沟上端处(图 3-1-10)。

[操作]用两中指指面在鼻通穴沿着鼻翼两旁轻轻地上下推动,称擦鼻通;用食、中二指

端或两拇指指端在鼻通穴上揉,称揉鼻通(图 3-1-11)。

[**次数**]擦至局部透热,揉 30~50 次。

[**作用**]祛风通窍。常用于治疗鼻炎、鼻窦炎、泪囊炎等引起的鼻塞、头痛、迎风流泪等(图 3-1-11)。

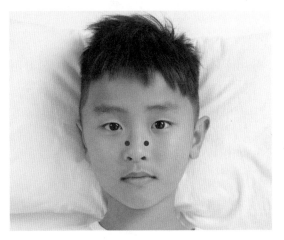

图 3-1-10　鼻通

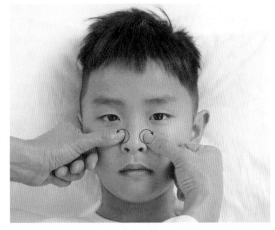

图 3-1-11　揉鼻通

迎　香

[**位置**]鼻翼旁开 0.5 寸,鼻唇沟中。

[**操作**]用两拇指指端或食、中指指端揉,称揉迎香(图 3-1-12)。

[**次数**]揉 30~50 次。

[**作用**]祛风宣肺,通鼻窍。常用于治疗鼻炎、鼻窦炎引起的鼻塞流涕。

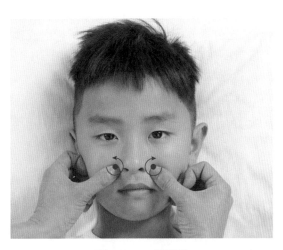

图 3-1-12　揉迎香

天 柱 骨

[**位置**]颈后发际正中至大椎穴呈一直线。

[**操作**]小儿坐位稍低头,充分暴露穴位,推拿者用拇指指面或食中二指指面自上向下直推,称推天柱骨(图3-1-13)。

[**次数**]推100~300次。

[**作用**]祛风散寒,降逆止呕。为止呕要穴。常用于外感风寒或内伤积食引起的恶心呕吐、发热、头痛等。

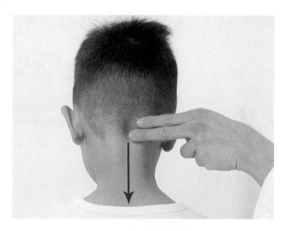

图3-1-13 推天柱骨

桥 弓

[**位置**]颈部两侧,沿胸锁乳突肌呈一直线(图3-1-14)。

[**操作**]小儿平躺或坐位,充分暴露胸锁乳突肌,用拇指指面或食、中、无名三指指面揉,称揉桥弓;用拇指和食、中二指指面相对用力拿捏,称拿桥弓(图3-1-15);用拇指指面或食、中、无名三指指面自上向下推抹,称推抹桥弓(图3-1-16)。

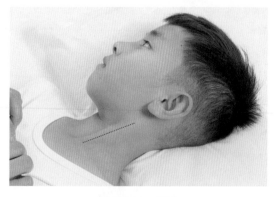

图3-1-14 桥弓

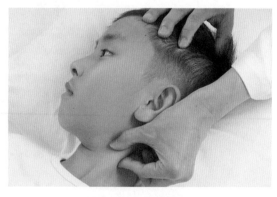

图3-1-15 拿桥弓

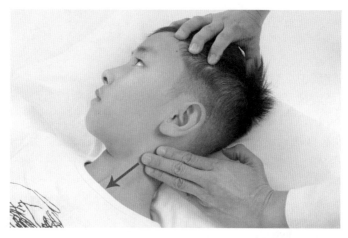

图 3-1-16　推抹桥弓

[**次数**]揉 5~10 分钟,拿 10~20 次,推抹 30~50 次。

[**作用**]舒筋通络,活血化瘀,软坚散结。揉、拿、推抹桥弓均用于小儿肌性斜颈的治疗。

囟 门

[**位置**]在头部,前发际正中直上 2 寸,骨之凹陷处(即小儿前囟)。

[**操作**]用食、中、无名三指指面并拢,顺时针方向缓缓摩该穴,称摩囟门(图 3-1-17)。

[**次数**]摩 30~50 次。

[**作用**]镇惊安神,益智健脑。常用于小儿烦躁夜啼、头痛头晕、多动抽动等。

摩囟门是小儿推拿常用保健手法之一,能促进智力发育。

[**注意**]小儿前囟常在 1 岁至 1 岁半才会闭合,所以对于前囟未闭的小儿,建议使用轻柔摩法。

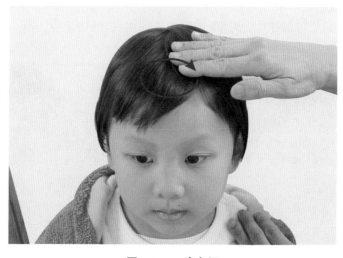

图 3-1-17　摩囟门

印　◆　堂

[位置]两眉头连线中点(图3-1-18)。

[操作]用拇指指腹揉,称揉印堂(3-1-19);用拇指指甲掐,称掐印堂。

[次数]揉30~50次,掐3~5次。

[作用]掐揉印堂有祛风通窍、镇惊醒神作用,用于治疗惊风,也用于外感头痛、鼻塞等。印堂是治疗惊风之要穴。

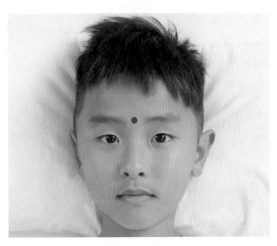

图3-1-18　印堂

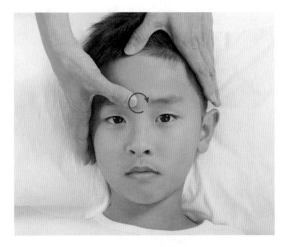

图3-1-19　揉印堂

山　◆　根

[位置]两内眼角连线中点(图3-1-20)。

[操作]用拇指指甲掐,称掐山根(图3-1-21)。

[次数]掐3~5次。

[作用]具有开窍定惊的作用,多用于治疗小儿惊风、抽搐昏迷等。

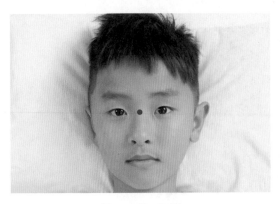

图3-1-20　山根

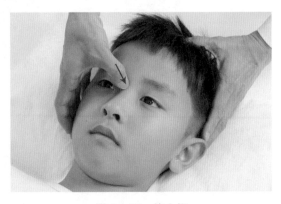

图3-1-21　掐山根

人 中

[位置] 人中沟上 1/3 与下 2/3 交界处（图 3-1-22）。

[操作] 用拇指指甲掐,称掐人中（图 3-1-23）。

[次数] 掐 3~5 次,或掐至小儿醒后即止。

[作用] 具有醒神开窍的作用,主要用于急救。治疗突然昏倒、不省人事、惊厥、癫痫发作等。

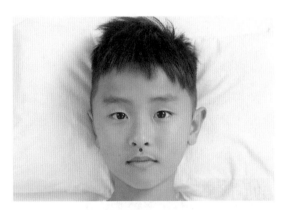

图 3-1-22 人中

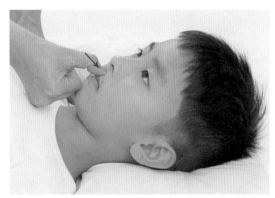

图 3-1-23 掐人中

牙 关

[位置] 下颌角前上方一横指,用力咀嚼时,咬肌隆起处（图 3-1-24）。

[操作] 用拇指按或揉,称按牙关或揉牙关（图 3-1-25）。

[次数] 按 5~10 次,揉 30~50 次。

[作用] 按揉牙关具有开窍醒脑、疏风解痉的作用。按牙关多用于牙关紧闭,揉牙关多用于口眼㖞斜。

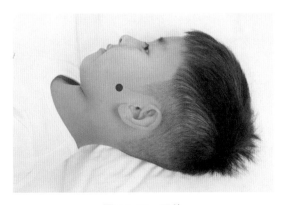

图 3-1-24 牙关

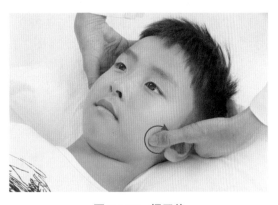

图 3-1-25 揉牙关

风　　池

[位置]在枕骨下,胸锁乳突肌与斜方肌上端之间的凹陷处(图3-1-26)。

[操作]用拇指按或揉,称按风池或揉风池;用拇指与食、中二指拿捏该穴,称拿风池(图3-1-27)。

[次数]按10~15次,揉30~50次,拿5~10次。

[作用]按、揉、拿风池均有祛风散寒、发汗解表、明目、止头痛的作用。常用于治疗外感头痛、发热无汗、近视、头晕等。

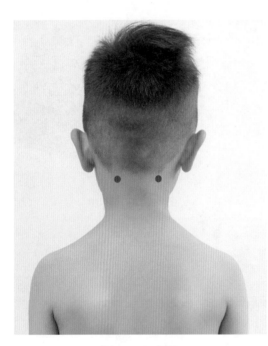

图3-1-26　风池

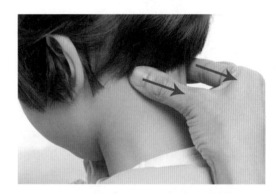

图3-1-27　拿风池

承　　浆

[位置]颏唇沟正中凹陷处(图3-1-28)。

[操作]用拇指指甲掐,称掐承浆(图3-1-29);用拇指指端揉,称揉承浆。

[次数]掐3~5次,揉30~50次。

[作用]掐、揉承浆有祛风、开窍的作用,常用于治疗惊风、抽搐、流涎等。

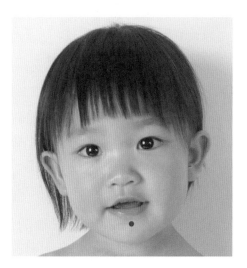

图 3-1-28 承浆

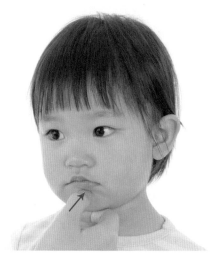

图 3-1-29 掐承浆

地 仓

[位置]口角旁边,两瞳孔直下(图 3-1-30)。
[操作]用两拇指揉,称揉地仓(图 3-1-31)。
[次数]揉 30~50 次。
[作用]揉地仓有祛风通络的作用,常用于治疗口眼㖞斜、流涎等。

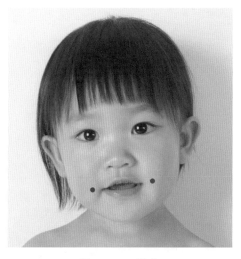

图 3-1-30 地仓

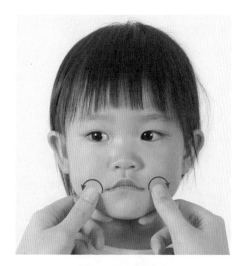

图 3-1-31 揉地仓

第二节　上肢部常用穴位

脾　经

［位置］拇指桡侧缘,自指尖至指根呈一直线(图 3-2-1)。

［操作］微屈小儿拇指,推拿者用拇指指面或桡侧自指尖向指根方向直推,称补脾经(图 3-2-2);将小儿拇指伸直,自拇指指根推向指尖,称清脾经(图 3-2-3);若来回推之,称清补脾经。

［次数］推 100~300 次。

［作用］补脾经能健脾胃、益气血,用于脾胃虚弱引起的厌食、消瘦、消化不良等。清脾经能清热利湿,用于湿热熏蒸引起的皮肤发黄、恶心呕吐、腹泻等。清补脾经能调和脾胃、助运化,用于乳食积滞引起的脘腹胀满、嗳气吞酸等。

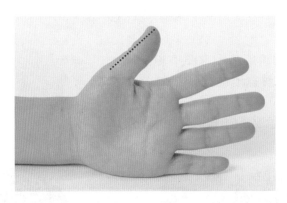

图 3-2-1　脾经

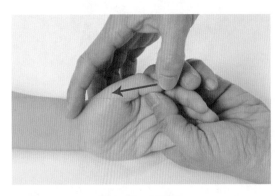

图 3-2-2　补脾经

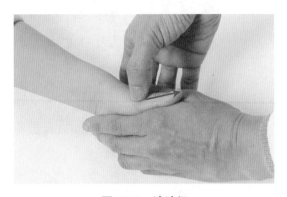

图 3-2-3　清脾经

肝　经

[位置]食指掌面,指尖至指根呈一直线(图3-2-4)。

[操作]用拇指指面或食、中二指指面从小儿食指指根推向指尖,称清肝经(图3-2-5),也称平肝;从指尖推向指根,称补肝经(图3-2-6)。肝经多用清法,很少用补法。

[次数]推100~300次。

[作用]清肝经具有平肝泻火、镇惊息风、解郁除烦的作用,适用于惊风、烦躁、口苦咽干、头晕耳鸣等。在小儿患感冒咳嗽的时候,我们常常将肝经和肺经(食指和无名指指面)一起联推,这就叫"平肝清肺",有疏风解表、宣肺理气的作用。

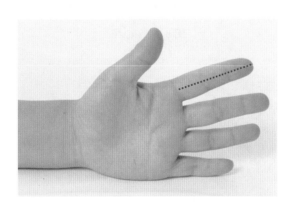

图 3-2-4　肝经

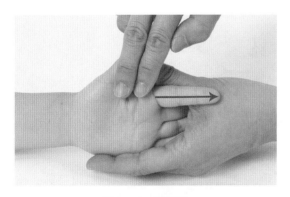

图 3-2-5　清肝经

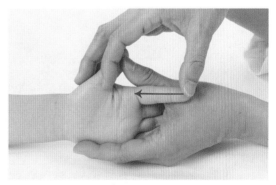

图 3-2-6　补肝经

心　经

[位置]中指掌面,指尖至指根呈一直线(图3-2-7)。

[操作]用拇指指面或食、中二指指面,从小儿中指的指根推向指尖,称清心经(图3-2-8);从指尖推向指根,称补心经(图3-2-9)。本穴宜清不宜补。

[次数]推 100~300 次。

[作用]清心经具有清心火、清热除烦的作用,适用于心火亢盛所致的高热神昏、面赤、口疮等。

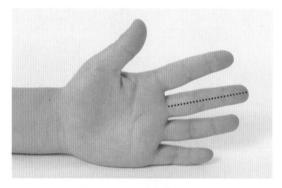

图 3-2-7　心经

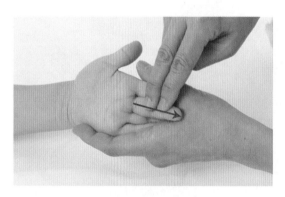

图 3-2-8　清心经

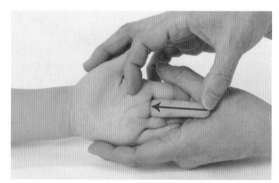

图 3-2-9　补心经

肺　经

[位置]无名指掌面,指尖至指根呈一直线(图3-2-10)。

[操作]用拇指指面或食、中二指指面,从小儿无名指的指根推向指尖,称清肺经(图3-2-11);从指尖推向指根,称补肺经(图3-2-12)。

[次数]推 100~300 次。

[作用]清肺经具有宣肺清热、疏风解表的作用,多用于外感发热、咳喘痰鸣、便秘等。补肺经能补益肺气,用于肺气虚弱所致的久咳气喘、汗多、少气懒言等。

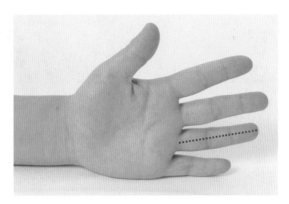

图 3-2-10　肺经

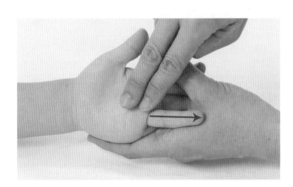

图 3-2-11　清肺经

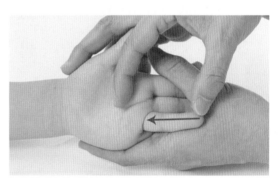

图 3-2-12　补肺经

肾 ◆ 经

[**位置**]小指末节螺纹面（图 3-2-13），或小指掌面从指尖至指根呈一直线（图 3-2-14）。

[**操作**]用拇指指面在小儿小指末节螺纹面上做顺时针方向的旋推，称旋推补肾经（图 3-2-15）；沿整个小指掌面自指尖推向指根，称直推补肾经（图 3-2-16）。

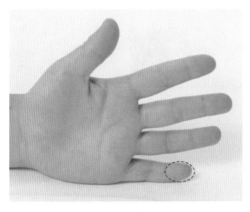

图 3-2-13　肾经一

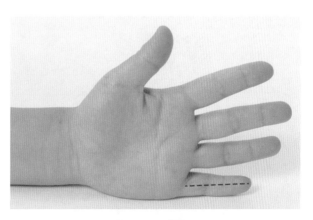

图 3-2-14　肾经二

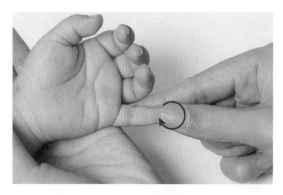

图 3-2-15 旋推补肾经

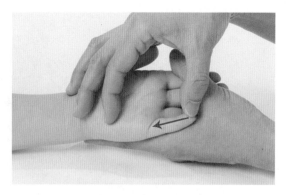

图 3-2-16 直推补肾经

[**次数**]推 100~300 次。

[**作用**]补肾经有补肾益脑、纳气定喘的作用。常用于先天不足或久病体虚、久咳、喘息等。

<h2>胃 ◆ 经</h2>

[**位置**]大鱼际桡侧缘(外侧),赤白肉际处(图 3-2-17)。

[**操作**]从掌根推向拇指指根,称清胃经(图 3-2-18);从拇指指根推向掌根,称补胃经(图 3-2-19)。

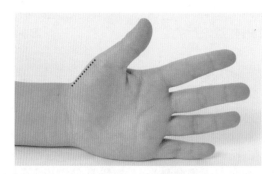

图 3-2-17 胃经

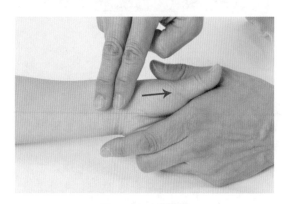

图 3-2-18 清胃经

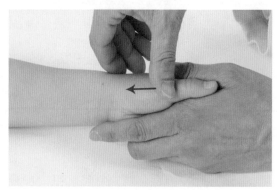

图 3-2-19 补胃经

[**次数**]推100~300次。

[**作用**]清胃经能清中焦湿热、消食和胃、降逆止呕,适用于恶心呕吐、消化不良、腹胀纳呆、嗳气、呃逆、流鼻血等。补胃经能健脾胃、助运化,常用于脾胃虚弱引起的厌食、腹胀等。

大 肠 经

[**位置**]食指桡侧缘,指尖至虎口呈一直线(图3-2-20)。

[**操作**]从虎口推向指尖,称清大肠(图3-2-21);从指尖推向虎口,称补大肠(图3-2-22)。

[**次数**]推100~300次。

[**作用**]清大肠有清利肠腑、除湿热、导积滞的作用,常用于便秘、湿热泻、伤食泻、身热腹痛等。补大肠能温中止泻、涩肠固脱,用于虚寒腹泻、脱肛等。

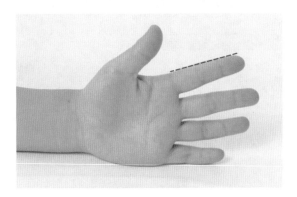

图 3-2-20　大肠经

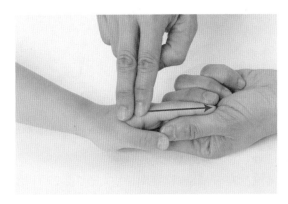

图 3-2-21　清大肠

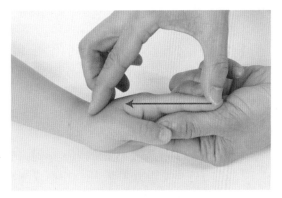

图 3-2-22　补大肠

小 肠 经

[**位置**]小指尺侧缘(外侧),指尖至指根呈一直线(图3-2-23)。

[**操作**]从指尖推向指根,称补小肠(图3-2-24);从指根推向指尖,称清小肠(图3-2-25)。

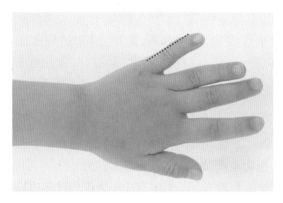

图 3-2-23 小肠经

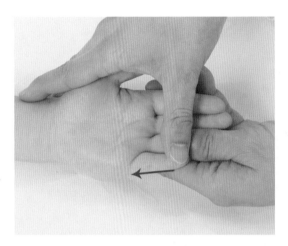

图 3-2-24 补小肠

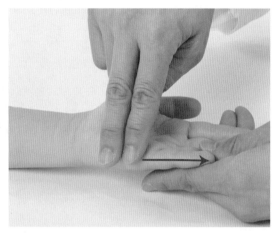

图 3-2-25 清小肠

[次数]推 100~300 次。

[作用]补小肠具有温补下焦的作用,用于下焦虚寒引起的遗尿、多尿等。清小肠能清热利尿、泌别清浊,常用于小便不利、水泻、口舌生疮等。

四 横 纹

[位置]手掌面,第 2~5 指的第 1 指间关节横纹处(图 3-2-26)。

[操作]把小儿四指并拢,用拇指面或桡侧在穴位上左右推动,称推四横纹(图 3-2-27);用拇指指甲依次掐(图 3-2-28),继而揉之,称掐揉四横纹。

[次数]推 100~300 次,掐揉 3~5 次。在做掐揉四横纹时,可选择掐三下揉三下为 1 次,每指 3~5 次;或掐两下揉一下为 1 次,每指 3~5 次。

[作用]掐揉四横纹具有清热除烦、散瘀结的作用;推四横纹具有调中行气、调和气血的作用。此穴常用于疳积、消化不良、腹胀、胸闷痰喘等。

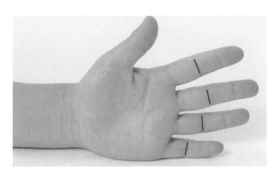

图 3-2-26　四横纹

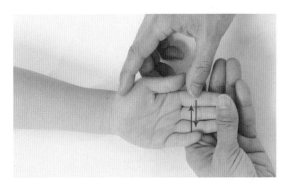

图 3-2-27　推四横纹

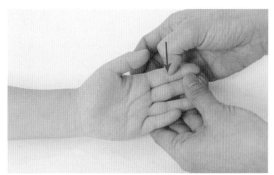

图 3-2-28　掐四横纹

小　横　纹

[位置] 手掌面,第 2~5 指的掌指关节横纹处(图 3-2-29)。

[操作] 把小儿四指并拢,用拇指指面或桡侧在穴位上左右推动,称推小横纹(图 3-2-30);用拇指指甲依次掐,继而揉之,称掐揉小横纹(图 3-2-31,图 3-2-32)。

[次数] 推 100~300 次,掐揉 3~5 次。操作手法与四横纹穴相同。

[作用] 掐和推小横纹都具有退热除烦、消胀散结的作用,常用于治疗脾胃热结、口唇破烂及肚胀。

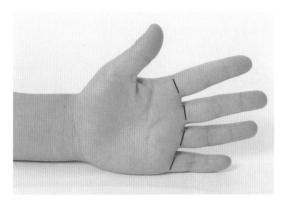

图 3-2-29　小横纹

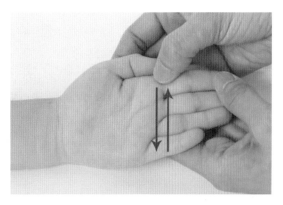

图 3-2-30　推小横纹

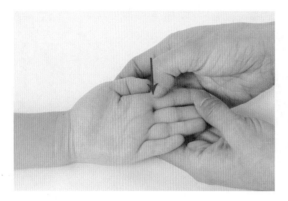

图 3-2-31　掐小横纹

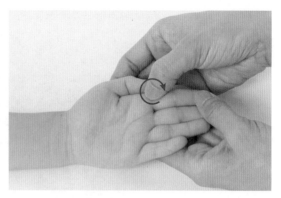

图 3-2-32　揉小横纹

肾　顶

[位置]小指顶端(图 3-2-33)。

[操作]用拇指或中指揉,称揉肾顶(图 3-2-34)。

[次数]揉 100~300 次。

[作用]揉肾顶具有收敛元气、固表止汗的作用,常用于自汗、盗汗,或大汗淋漓等。

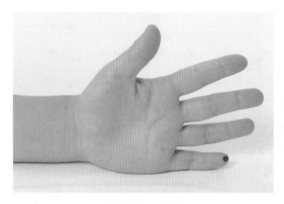

图 3-2-33　肾顶

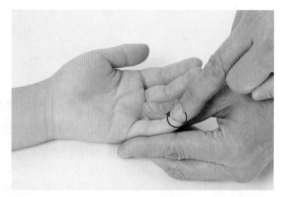

图 3-2-34　揉肾顶

掌　小　横　纹

[位置]在小指根横纹下,掌横纹之上的稍高起处(图 3-2-35)。

[操作]用拇指或中指指端揉,称揉掌小横纹(图 3-2-36)。

[次数]揉 100~300 次。

[作用]揉掌小横纹具有清热散结、宽胸理气、化痰止咳的作用,适用于咳喘、口舌生疮、流涎、肺炎、百日咳等。

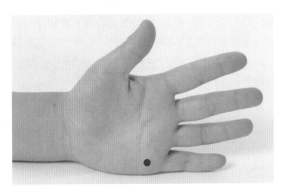

图 3-2-35　掌小横纹

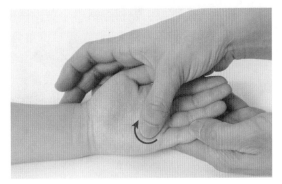

图 3-2-36　揉掌小横纹

板　门

[**位置**]手掌大鱼际平面（图 3-2-37）。

[**操作**]用拇指在大鱼际平面揉，称揉板门（图 3-2-38）；自拇指指根推向腕横纹称板门推向横纹，反之称横纹推向板门。

[**次数**]推 100~300 次，揉 100~300 次。

[**作用**]揉板门有健脾和胃、消食化积的作用，常用于乳食停积、食欲不振、嗳气、腹胀、呕吐等。板门推向横纹能止泻。横纹推向板门能止呕。

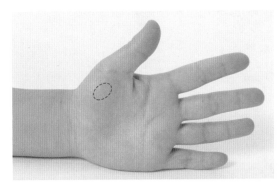

图 3-2-37　板门

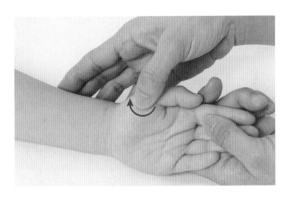

图 3-2-38　揉板门

内 劳 宫

[**位置**]掌心中，屈指握拳时，中指指端与无名指指端之间的中点处（图 3-2-39）。

[**操作**]用拇指指甲掐，继而揉之，称掐揉内劳宫；用拇指指端运，称运内劳宫（图 3-2-40）。

[**次数**]运 50~100 次，掐揉 5~10 次。

[**作用**]掐揉、运内劳宫都具有清热除烦的作用，常用于心惊有热所致的口舌生疮、发热烦渴等。

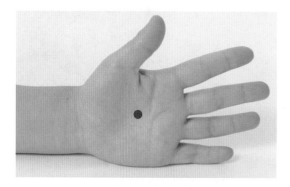

图 3-2-39 内劳宫

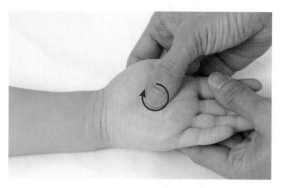

图 3-2-40 运内劳宫

内 八 卦

[**位置**]以掌心为圆心,以圆心至中指指根横纹的 2/3 为半径画圆,内八卦即在此圆圈上（图 3-2-41）。

[**操作**]用拇指指面在穴位上做顺时针推运,称顺运内八卦或运内八卦（图 3-2-41）。顺运内八卦一般从乾卦起经坎卦,运至兑卦为 1 次。反之,用拇指指面在穴位上做逆时针推运,称逆运内八卦（图 3-2-41）。逆运内八卦一般从兑卦起经坤卦,运至乾卦为 1 次。

[**次数**]运 100~300 次。

[**作用**]顺运内八卦具有宽胸利膈、理气化痰、行滞消食的作用,常用于痰结咳喘、乳食内伤、胸闷腹胀等。逆运内八卦具有降气平喘、止呕的作用,常用于治疗气喘、呕吐等。

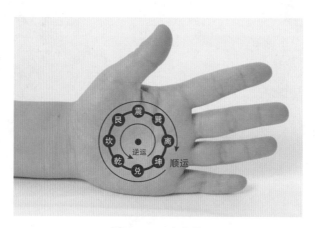

图 3-2-41 内八卦

小 天 心

[**位置**]在掌根,大小鱼际交接的凹陷处（图 3-2-42）。

[**操作**]用拇指或中指指端揉动,称揉小天心（图 3-2-43）;以中指指端捣,或屈曲食指,以食指第 2 指间关节的背面捣,称捣小天心（图 3-2-44）;用拇指指甲掐,称掐小天心。

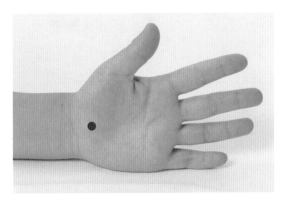

图 3-2-42　小天心

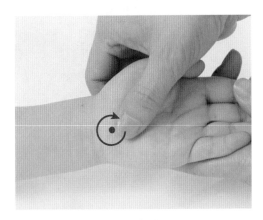

图 3-2-43　揉小天心

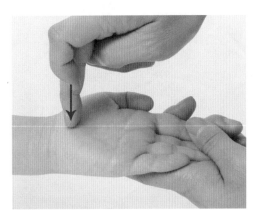

图 3-2-44　捣小天心

［**次数**］揉 100~300 次，掐 5~10 次，捣 30~50 次。

［**作用**］掐、捣、揉小天心都有镇惊安神的作用。揉小天心更兼有清热、利尿、明目的作用，常用于心经有热所致的目赤肿痛、口舌生疮、惊惕不安和小便短黄等。

手 阴 阳

［**位置**］仰掌，掌后腕横纹，近拇指端为阳池，近小指端为阴池（图 3-2-45）。

［**操作**］用两手拇指从腕横纹中点向两旁分推，称分手阴阳（图 3-2-46）；从两边向中点合推，称合手阴阳（图 3-2-47）。

［**次数**］分推 100~150 次，合推 100~150 次。

［**作用**］分手阴阳有调和气血、平衡阴阳的作用，适用于寒热往来、身热不退、烦躁不安等。寒证多分阳，热证多分阴。合手阴阳能行痰散结，适用于痰涎壅盛、胸闷等。

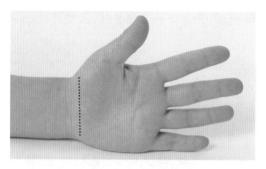

图 3-2-45 手阴阳

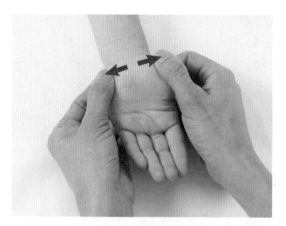

图 3-2-46 分手阴阳

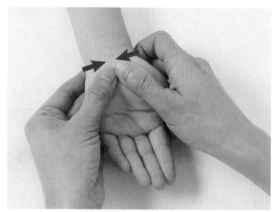

图 3-2-47 合手阴阳

三 关

［位置］前臂桡侧,腕横纹至肘横纹呈一直线(图 3-2-48)。

［操作］用拇指指面或食、中二指指面自腕推向肘,称推三关(图 3-2-49)。

［次数］推 100~300 次。

［作用］推三关能温阳散寒、益气活血,适用于气血虚弱、面色无华、畏寒肢冷、风寒感冒、腹痛、腹泻及病后体虚等。

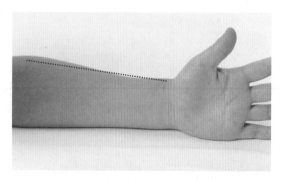

图 3-2-48 三关

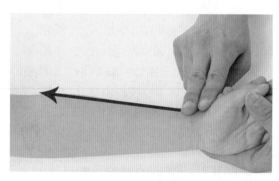

图 3-2-49 推三关

天 河 水

[位置]前臂内侧正中,自腕横纹至肘横纹呈一直线(图3-2-50)。

[操作]

清天河水:用食、中二指指腹,从腕横纹直推至肘横纹(图3-2-51)。

大清天河水:用食、中二指指腹,从掌心(内劳宫)向上直推至肘横纹(图3-2-52)。

打马过天河:先用右手拇指运内劳宫,再以食、中二指螺纹面(可沾凉水),自总筋穴起,沿前臂正中线经内关、间使循天河向上一起一落拍打至洪池(图2-2-6,图2-2-7)。

[次数]清天河水、大清天河水一般操作100~300次,打马过天河一般操作10~20次。

[作用]清热解表,泻心火,安心神,利尿。适用于外感发热、口舌生疮、烦躁不安、口渴等热证。3种操作方法具有相同的作用,按照清热功效由强至弱分别是打马过天河 > 大清天河水 > 清天河水。清天河水性微凉,虚实热证皆可用,所以在小儿推拿中最为常见。

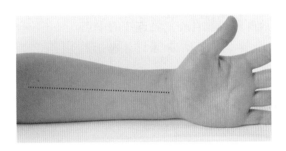

图3-2-50　天河水

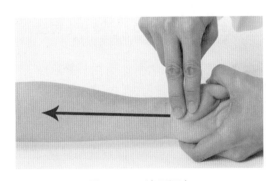
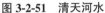

图3-2-51　清天河水

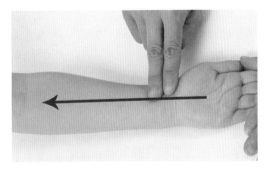

图3-2-52　大清天河水

六 腑

[位置]前臂尺侧,自肘关节至掌根呈一直线(图3-2-53)。

[操作]用食、中二指指腹从肘关节单向直推至掌根,称退六腑(图3-2-54)。

[次数]推100~300次。

[作用]六腑是一个大寒的穴位。退六腑能清脏腑热、凉血解毒,适用于一切实热证,如脏腑积热引起的高热、烦渴、口舌生疮、牙龈肿痛、咽痛、便秘等。

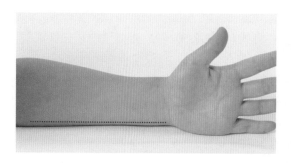

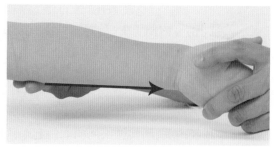

图 3-2-53　六腑　　　　　　　　　　　　　　　　图 3-2-54　退六腑

曲　池

［位置］屈肘时,肘横纹外侧与肱骨外上髁连线的中点。

［操作］用拇指指端按揉,称按揉曲池;用拇指指甲掐之,继而揉之,称掐揉曲池（图 3-2-55 ）。

［次数］按揉 50~100 次,掐揉 10~30 次。

［作用］按揉、掐揉曲池具有清热解表、散风止痒、消肿止痛、调和气血、疏通经络的作用,常用于咽喉肿痛、湿疹、腹痛、吐泻等。

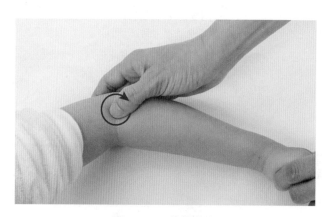

图 3-2-55　掐揉曲池

合　谷

［位置］手背第 1、2 掌骨之间,近第 2 掌骨中点处（图 3-2-56）。

［操作］用拇指指甲掐之,继而揉之,称掐揉合谷（图 3-2-57 ）。

［次数］掐揉 5~10 次。

［作用］掐揉合谷具有清热利咽、通络止痛的作用,常用于治疗感冒头痛、咽喉肿痛、口眼㖞斜等。

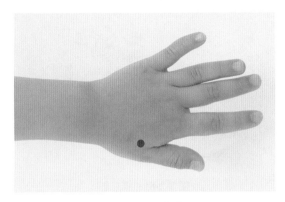

图 3-2-56 合谷

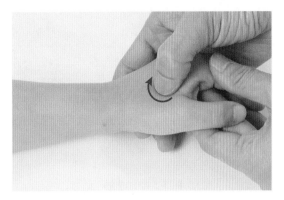

图 3-2-57 掐揉合谷

一窝风

[位置]手背腕横纹正中凹陷处(图 3-2-58)。

[操作]用中指或拇指指端揉,称揉一窝风(图 3-2-59)。

[次数]揉 100~300 次。

[作用]温中行气,止痛,通利关节,发散风寒。常用于受寒、食积引起的腹痛、关节痹痛及外感风寒等。

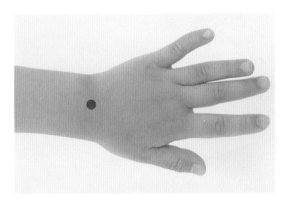

图 3-2-58 一窝风

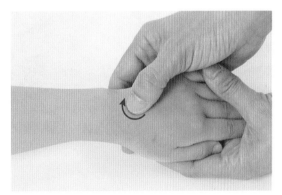

图 3-2-59 揉一窝风

总筋

[位置]掌后腕横纹中点(图 3-2-60)。

[操作]用拇指指甲掐,称掐总筋;用拇指或中指指端揉,称揉总筋(图 3-2-61)。

[次数]掐 3~5 次,揉 100~300 次。

[作用]揉总筋能清心经热、散结、通调周身气机,常用于心经有热所致的口舌生疮、夜啼等。掐总筋能镇惊止痉,用于惊风抽搐。

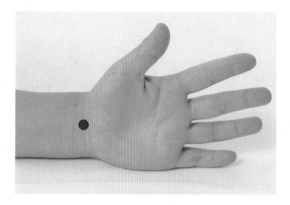

图 3-2-60　总筋

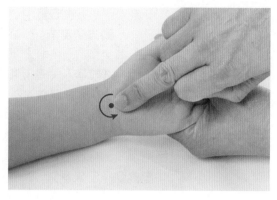

图 3-2-61　揉总筋

端　正

[位置]中指甲根两侧赤白肉际处,桡侧称左端正,尺侧称右端正(图 3-2-62)。

[操作]用拇食二指指甲对掐,称掐端正(图 3-2-63,图 3-2-64);用拇指指端揉,称揉端正。

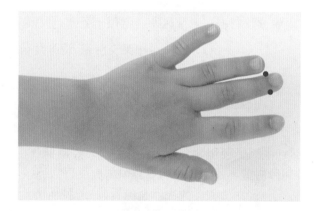

图 3-2-62　端正

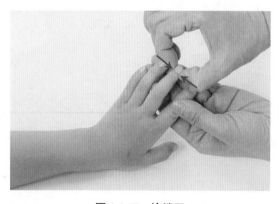

图 3-2-63　掐端正

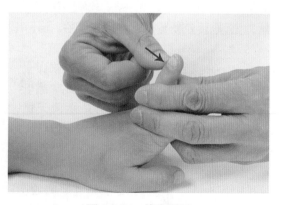

图 3-2-64　掐右端正

［**次数**］掐 3~5 次,揉 50~100 次。

［**作用**］揉左端正能升提中气,常用于水泻、痢疾。揉右端正能降逆止呕,常用于胃气上逆导致的恶心呕吐。掐端正能醒神开窍,用于小儿惊风。

五 指 节

［**位置**］掌背五指第 1 指间关节(图 3-2-65)。

［**操作**］用拇指指甲从小儿拇指至小指依次掐(图 3-2-66),继而揉之,称掐揉五指节。

［**次数**］掐 3~5 次,揉 30~50 次。该穴操作时,也有掐三下揉三下为 1 次,每指 3~5 次;或掐二下揉一下为 1 次,每指 3~5 次的做法。

［**作用**］掐揉五指节具有安神镇惊、祛风痰、通关窍的作用,用于治疗小儿惊风、惊吓、惊惕不安、积痰喘嗽等。常揉五指节可增强小儿智力。

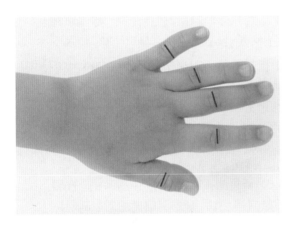

图 3-2-65　五指节

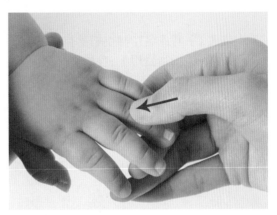

图 3-2-66　掐五指节

二 扇 门

［**位置**］掌背中指指根两侧凹陷处(即食指与中指、中指与无名指指根交接处)(图 3-2-67)。

［**操作**］用两拇指指甲掐(图 3-2-68),继而用两拇指偏峰或食、中二指指端揉,称掐揉二扇门。操作时要稍用力,速度宜快。

［**次数**］掐 3~5 次,揉 50~100 次。

［**作用**］掐揉二扇门具有发汗透表的作用,常用于治疗外感风寒。

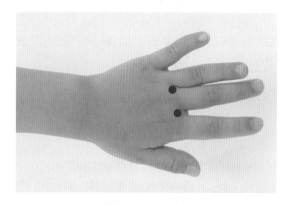

图 3-2-67   二扇门

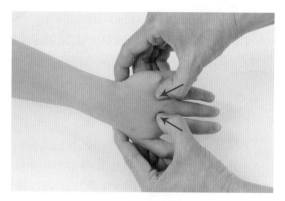

图 3-2-68   掐二扇门

二人上马（二马）

[**位置**]手背无名指与小指掌指关节后凹陷中（图 3-2-69）。

[**操作**]用拇指指甲掐,称掐二马;用拇指或中指指端揉,称揉二马（图 3-2-70）。临床用揉法为多。

[**次数**]掐 3~5 次,揉 100~300 次。

[**作用**]揉二马具有滋阴补肾、顺气散结、利水通淋的作用,常与掐揉小天心合用,治疗阴虚火旺所致的烦躁、牙痛、睡时磨牙、小便短赤、潮热等。此外,常与推小横纹配合,治疗肺部感染有干啰音者;与揉掌小横纹配合,治疗肺部感染有湿啰音者。

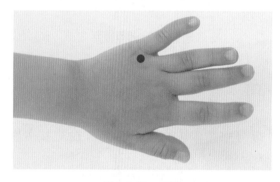

图 3-2-69   二马

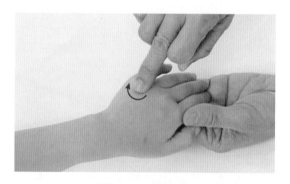

图 3-2-70   揉二马

膊阳池

[**位置**]腕背横纹中点上 3 寸（图 3-2-71）。

[**操作**]用拇指或中指指端揉,称揉膊阳池（图 3-2-72）;用拇指指甲掐,继而揉之,称掐揉膊阳池。

[**次数**]掐揉 3~5 次,揉 100~300 次。

[**作用**]掐、揉膊阳池有解表清热、止头痛、通二便的作用,用于便秘、小便短赤、外感头痛等。

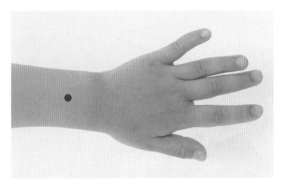

图 3-2-71　膊阳池

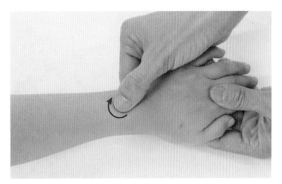

图 3-2-72　揉膊阳池

运 土 入 水

[位置] 掌面，自拇指桡侧端，沿手掌边缘至小指指端的一条弧线。

[操作] 用拇指外侧缘自小儿拇指指端经小天心穴运至小指尖（图 3-2-73）。

[次数] 运 100~300 次。

[作用] 有滋补肾水、利尿止泻的作用，常用于治疗腹泻、小腹胀满、尿频尿短。

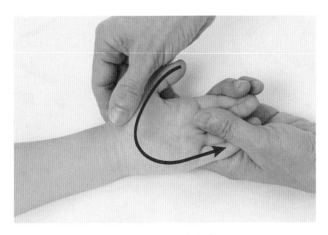

图 3-2-73　运土入水

运 水 入 土

[位置] 掌面，自小指指端偏尺侧，沿手掌边缘至拇指指端的一条弧线。

[操作] 用拇指外侧缘自小儿小指指端经小天心穴运至拇指指端（图 3-2-74）。

[次数] 运 100~300 次。

[作用] 有润肠通便、健脾化湿的作用，常用于治疗消化不良、腹泻、食欲不振、便秘等。

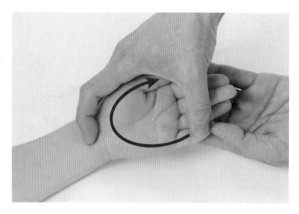

图 3-2-74   运水入土

外 劳 宫

[位置]手背,与内劳宫相对处(图 3-2-75)。

[操作]用拇指指甲掐,称掐外劳宫;用拇指或中指指端揉,称揉外劳宫(图 3-2-76)。

[次数]掐 3~5 次,揉 100~300 次。

[作用]掐揉外劳宫具有温中散寒、升阳举陷、发汗解表的作用,常用于治疗脏腑积寒、完谷不化、腹痛肠鸣、腹泻、风寒感冒、鼻塞流涕、脱肛、遗尿等。

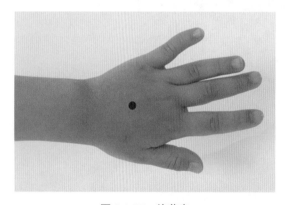

图 3-2-75   外劳宫

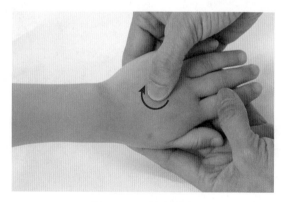

图 3-2-76   揉外劳宫

肾 纹

[位置]手掌面,小指远侧指间关节横纹处(图 3-2-77)。

[操作]用拇指或中指指端揉该穴,称揉肾纹(图 3-2-78)。

[次数]揉 100~300 次。

[作用]揉肾纹具有祛风明目、散瘀结的作用,常用于治疗目赤肿痛、口舌生疮、高热等。

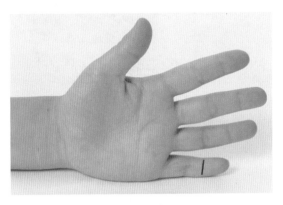

图 3-2-77　肾纹

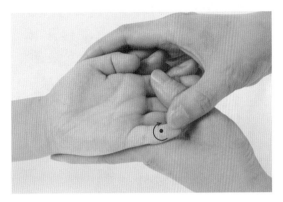

图 3-2-78　揉肾纹

十王（十宣）

[位置]十指尖指甲内赤白肉际处（图 3-2-79）。

[操作]用拇指指甲依次掐之,称掐十王（图 3-2-80）。

[次数]各掐 3~5 次,或掐至小儿醒后即止。

[作用]掐十王具有清热、醒神、开窍的作用,常与掐人中、掐老龙等合用,治疗高热惊风、抽搐、昏厥等。

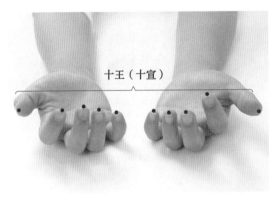

图 3-2-79　十王

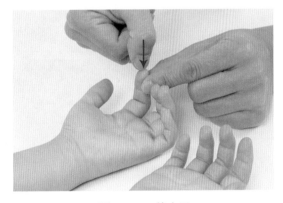

图 3-2-80　掐十王

少商

[位置]拇指桡侧缘,距指甲根角约 0.1 寸（图 3-2-81）。

[操作]用右手拇指指甲重掐之,称掐少商（图 3-2-82）。

[次数]掐 5~20 次。

[作用]掐少商具有清热利咽、醒神开窍的作用,常用于治疗发热咳嗽、咽喉肿痛、昏迷等。

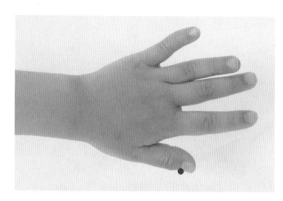

图 3-2-81　少商

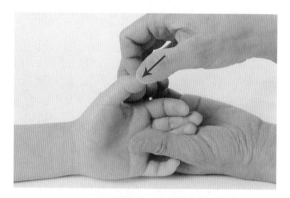

图 3-2-82　掐少商

老　龙

[位置]中指指甲根后 0.1 寸（图 3-2-83）。

[操作]用拇指指甲掐,称掐老龙（图 3-2-84）。

[次数]掐 3~5 次,或掐至小儿醒后即止。

[作用]掐老龙具有醒神开窍作用,主要用于急救,治疗急惊风、高热抽搐、不省人事等。

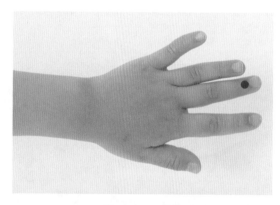

图 3-2-83　老龙

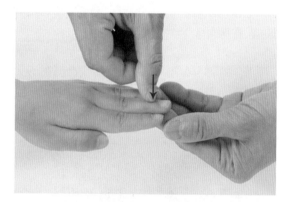

图 3-2-84　掐老龙

精　宁

[位置]手背第 4、5 掌骨歧缝间（图 3-2-85）。

[操作]用拇指指甲掐,继而揉之,称掐揉精宁（图 3-2-86）。

[次数]掐揉 3~5 次,或掐至小儿醒后即止。

[作用]行气,化痰,破结。常用于治疗痰食积聚、干呕、疳积等。

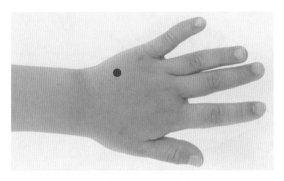

图 3-2-85　精宁

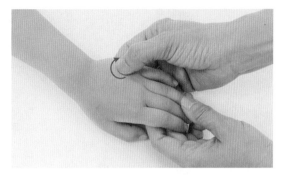

图 3-2-86　掐揉精宁

威　灵

[位置]手背第 2、3 掌骨歧缝间（图 3-2-87）。

[操作]用拇指指甲掐,继而揉之,称掐揉威灵（图 3-2-88）。

[次数]掐 3~5 次,或掐至小儿醒后即止。

[作用]能开窍醒神、化痰止咳,常用于急惊风、昏迷时的急救。

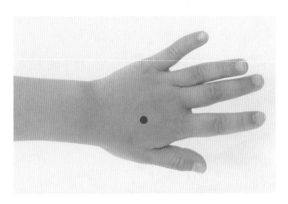

图 3-2-87　威灵

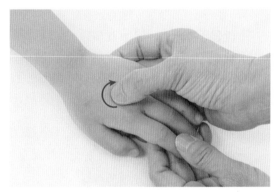

图 3-2-88　掐揉威灵

第三节　胸腹部常用穴位

天　突

[位置]胸骨柄上方凹陷处（图 3-3-1）。

[操作]用中指指端按或揉该穴,称按天突或揉天突（图 3-3-2）。

[次数]按 5~10 次,揉 50~100 次。

[作用]具有理气化痰、止咳平喘、止呕的作用,适用于咳嗽、痰多、胸闷气喘、恶心呕吐等。

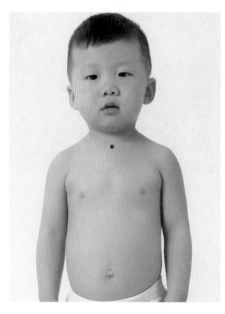

图 3-3-1　天突

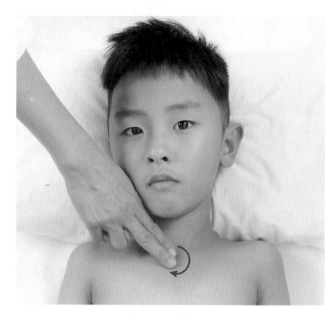

图 3-3-2　揉天突

膻　中

[位置] 两乳头连线中点（图 3-3-3）。

[操作] 用拇指或中指揉该穴，称揉膻中（图 3-3-4）；用两拇指自穴位向两侧分推至乳头，称分推膻中（图 3-3-5）；用拇指或食中二指指面，自天突推至剑突（胸骨下端），称推膻中；用食、中、无名三指指面沿胸骨自上而下擦局部至透热，或在两乳间横向直线往返擦局部至透热，称擦膻中。

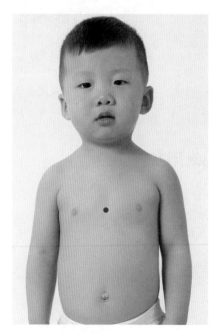

图 3-3-3　膻中

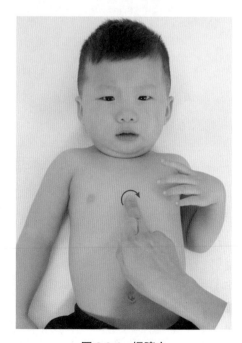

图 3-3-4　揉膻中

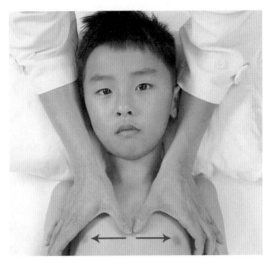

图 3-3-5　分推膻中

[**次数**] 揉 50~100 次，推、分推 50~100 次，擦以局部透热为度。

[**作用**] 揉膻中能理气化痰、止咳平喘、止呕。分推膻中能宣肺清热。推膻中能降逆止呕，并治疗嗳气和呃逆。擦膻中能散寒平喘。用擦法时手法要稍轻，时间可以稍长。

乳　根　、乳　旁

[**位置**] 乳头下 0.2 寸处为乳根，乳头外旁开 0.2 寸处为乳旁（图 3-3-6）。

[**操作**] 用指端揉，称揉乳根、揉乳旁（图 3-3-7）。

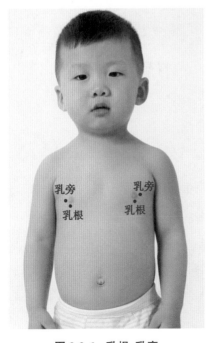

图 3-3-6　乳根、乳旁

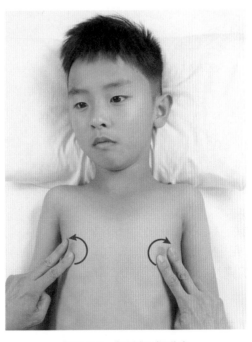

图 3-3-7　揉乳根、揉乳旁

［**次数**］揉 30~50 次。

［**作用**］宽胸理气,止咳化痰。用于胸闷、咳嗽、痰鸣等。

胁　肋

［**位置**］两腋下至天枢穴处（图 3-3-8 ）。

［**操作**］用两掌由上向下快速搓摩,称搓摩胁肋（图 3-3-9 ）,又称按弦走搓摩。

［**次数**］搓摩 50~100 次。

［**作用**］顺气化痰,除胸闷,消积聚。适用于小儿痰壅气逆、食积所致的胸闷及腹胀。

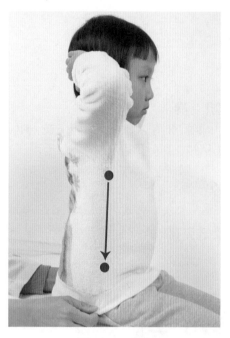

图 3-3-8　胁肋

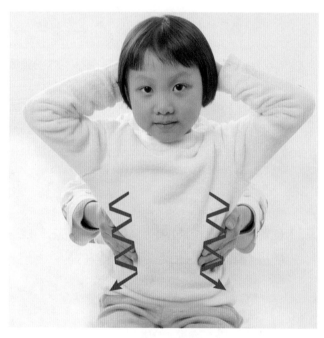

图 3-3-9　搓摩胁肋

中　脘

［**位置**］前正中线脐上 4 寸（图 3-3-10 ）。

［**操作**］用指端或掌根揉,称揉中脘；以掌心或四指指面摩,称摩中脘（图 3-3-11 ）;用食、中二指指面自天突推至中脘,称推中脘（图 3-3-12 ）。

［**次数**］揉 50~100 次,推 50~100 次,摩 3~5 分钟。

［**作用**］揉、摩中脘有健脾和胃、消食导滞的作用,适用于厌食、泄泻、呕吐、腹痛等。推中脘能和胃降逆、助消化、除胀满,用于腹胀、腹痛、呕吐等。

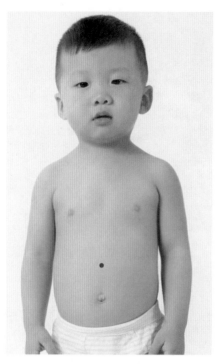

图 3-3-10　中脘

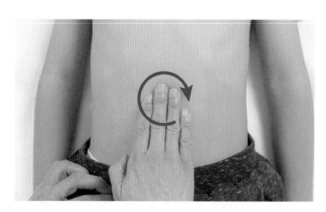

图 3-3-11　摩中脘

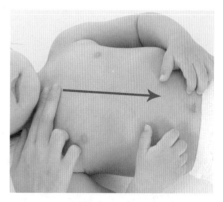

图 3-3-12　推中脘

腹

　　[位置] 腹部（图 3-3-13 ）。

　　[操作] 用食指、中指、无名指、小指四指指面或掌面摩，称摩腹（图 3-3-14 ）。用两拇指指面沿肋弓角边缘，或自中脘至脐由上而下，自中间向两旁分推，称分推腹阴阳（图 3-3-15 ）。

　　[次数] 摩 3~5 分钟，分推 100~300 次。

　　[作用] 摩腹及分推腹阴阳具有健脾和胃、理气消食的作用，能治疗腹胀、腹痛、腹泻、便秘、呕吐、厌食等。一般顺时针方向为泻法，可促进排便；逆时针方向为补法，可止泻。

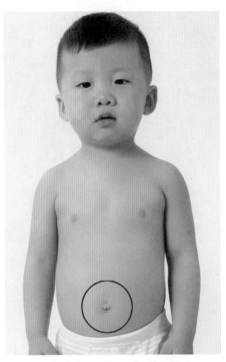

图 3-3-13　腹

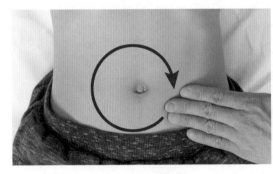

图 3-3-14　摩腹

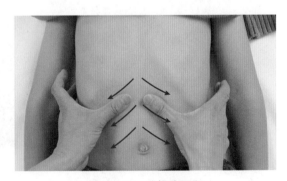

图 3-3-15　分推腹阴阳

脐（神阙）

［位置］肚脐（图 3-3-16）。

［操作］用拇指（或中指）指端或掌根揉，称揉脐（图 3-3-17）；用掌或四指指面摩，称摩脐。

［次数］揉 100~300 次，摩 3~5 分钟。

［作用］揉脐和摩脐都有温阳散寒、消食导滞的作用，能治疗腹痛、腹泻、便秘、疳积、脱肛等。

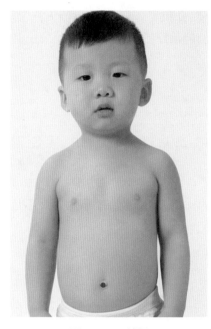

图 3-3-16 神阙

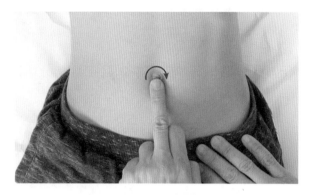

图 3-3-17 揉脐

天　枢

[位置] 脐旁开 2 寸 (图 3-3-18)。

[操作] 用食、中二指同时揉,称揉天枢 (图 3-3-19)。

[次数] 揉 50~100 次。

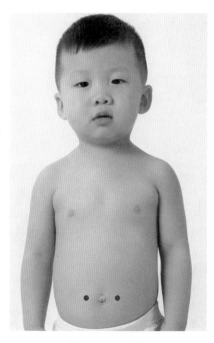

图 3-3-18 天枢

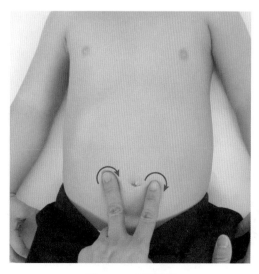

图 3-3-19 揉天枢

[作用]疏理大肠、理气消滞。适用于便秘、腹泻、腹痛、食积等。临床上，双侧天枢常与脐同揉，即中指按脐，食指与无名指各按两侧天枢，同时揉动，能治疗便秘、腹痛。

丹　田

[位置]脐下 2~3 寸之间（图 3-3-20）。

[操作]用指端或掌根揉，称揉丹田（图 3-3-21，图 3-3-22）；用掌面或食、中、无名三指指面摩，称摩丹田。

[次数]揉 50~100 次，摩 3~5 分钟。

[作用]揉丹田具有培肾固本、温补下元、分清别浊的作用，适用于治疗小儿先天不足、遗尿、脱肛、腹痛、尿潴留等。

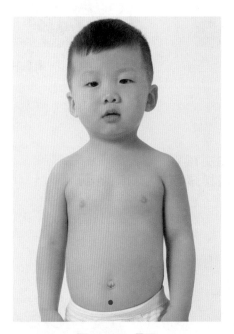

图 3-3-20　丹田

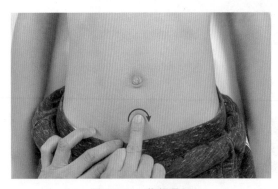

图 3-3-21　指揉丹田

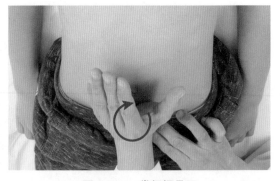

图 3-3-22　掌根揉丹田

肚　角

[**位置**]脐下 2 寸,旁开 2 寸的两大筋处(图 3-3-23)。

[**操作**]用拇、食、中三指向腹部深处拿起,称拿肚角(图 3-3-24);用拇指指端按,称按肚角。

[**次数**]拿 3~5 次,按 5~10 次。

[**作用**]具有止腹痛、消食化滞的作用,常用于治疗受寒、食积等导致的腹痛。

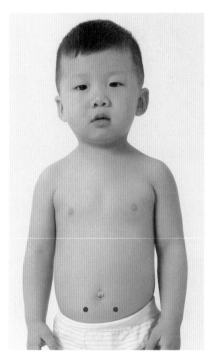

图 3-3-23　肚角

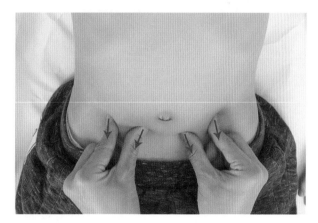

图 3-3-24　拿肚角

第四节　腰背部常用穴位

肩　井

[**位置**]在肩上,大椎与肩峰连线中点处(图 3-4-1)。

[**操作**]用拇指指端与食、中二指相对用力拿捏,称拿肩井(图 3-4-2);用拇指指端或中指指端按,称按肩井。

[**次数**]拿 3~5 次,按 30~50 次。

[**作用**]宣通气血,解表发汗,通窍行气。常用于治疗感冒、惊厥、上肢抬举不利、肩背痛、项强等。也常作为治疗的结束手法。

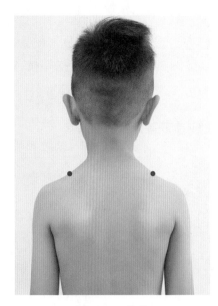

图 3-4-1　肩井

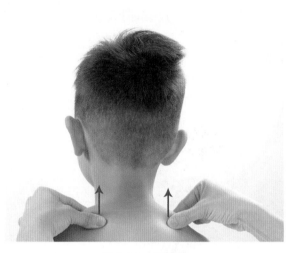

图 3-4-2　拿肩井

[**位置**] 在颈后正中线, 督脉上, 第 7 颈椎棘突下凹陷处 (图 3-4-3)。

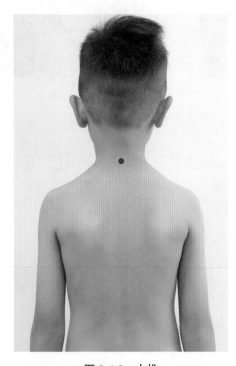

图 3-4-3　大椎

[**操作**]有按大椎、揉大椎、捏挤大椎之分。用拇指或中指指端按压,称按大椎;用拇指、中指指端揉,称揉大椎(图3-4-4A);用双手拇指与食指对称着力,用力将大椎周围的皮肤挤捏,至局部皮肤充血或出现紫红瘀斑为度,称捏挤大椎(图3-4-4B)。

[**次数**]按、揉均30~50次,捏挤以局部皮肤出现紫红瘀斑为度。

[**作用**]捏挤及按揉大椎具有清热解表、通经活络、止呕的作用,常用于感冒、发热、项强、呕吐等。

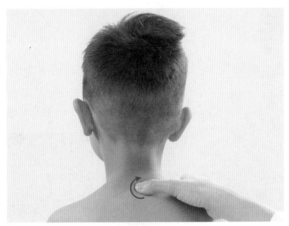

A. 揉大椎

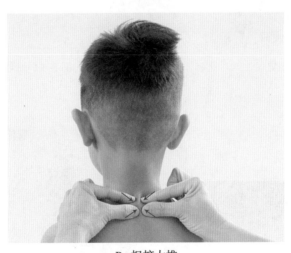

B. 捏挤大椎

图3-4-4　揉大椎、捏挤大椎

[**位置**]在第3胸椎棘突下,后正中线旁开1.5寸(图3-4-5)。

[**操作**]有揉肺俞、分推肺俞和擦肺俞之分。用两手拇指或一手食、中二指的指端或螺纹面着力,同时在两侧肺俞上揉动,称揉肺俞(图3-4-6);用两拇指沿两侧肩胛骨内缘自上而下分向推动,称分推肺俞或分推肩胛骨(图3-4-7);以食、中、无名三指指面或小鱼际横擦局部至透热,称擦肺俞(图3-4-8)。

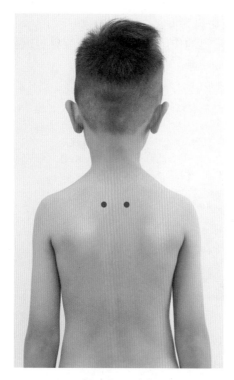

图 3-4-5　肺俞

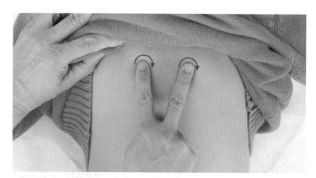

图 3-4-6　揉肺俞

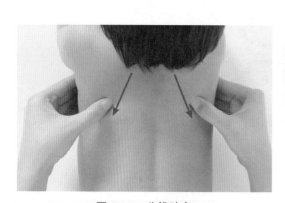

图 3-4-7　分推肺俞

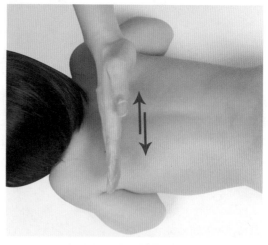

图 3-4-8　擦肺俞

[次数]揉 50~100 次,分推 50~100 次,擦至局部透热为度。

[作用]揉肺俞能调肺气、补虚损、止咳,常用于治疗感冒咳嗽、痰鸣气喘、久咳等。分推肺俞能清热化痰止咳。擦肺俞能温肺止咳。

脾 ◆ 俞

[**位置**] 在第 11 胸椎棘突下,后正中线旁开 1.5 寸处(图 3-4-9)。

[**操作**] 以两手拇指或一手食、中二指的指端或螺纹面着力,同时在两侧脾俞上揉动,称揉脾俞(图 3-4-10);以小鱼际着力,横擦局部,称擦脾俞(图 3-4-11)。

[**次数**] 揉 50~100 次,擦至局部透热为度。

[**作用**] 揉脾俞具有健脾和胃、消食祛湿的作用,常用于治疗脾胃虚弱、乳食内伤、消化不良等引起的呕吐、腹泻、疳积、食欲不振、黄疸、水肿、慢惊风、四肢乏力等。擦脾俞能够温运脾阳,用于脾阳虚所致病证,如面色苍白、四肢不温、腹痛喜按、久泻久痢等。

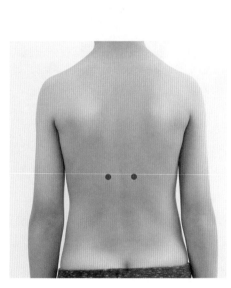

图 3-4-9 脾俞

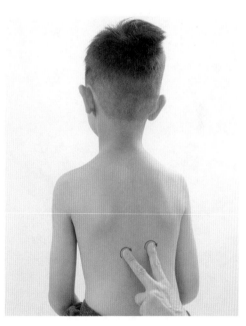

图 3-4-10 揉脾俞

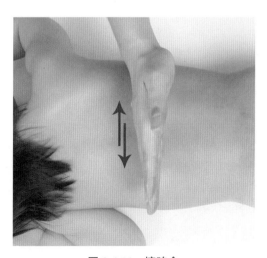

图 3-4-11 擦脾俞

胃 俞

[**位置**]在第 12 胸椎棘突下,后正中线旁开 1.5 寸处(图 3-4-12)。

[**操作**]以两手拇指或一手食、中二指的指端或螺纹面着力,同时在两侧胃俞上揉动,称揉胃俞(图 3-4-13)。

[**次数**]揉 50~100 次。

[**作用**]和胃,消食,导滞。常用于治疗乳食积滞、消化不良等引起的呕吐、呃逆、腹胀、食欲不振等,常与脾俞配合使用。

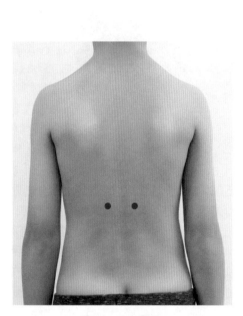

图 3-4-12　胃俞

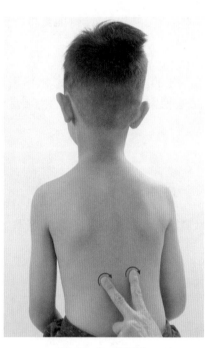

图 3-4-13　揉胃俞

肾 俞

[**位置**]在第 2 腰椎棘突下,后正中线旁开 1.5 寸处(图 3-4-14)。

[**操作**]以两手拇指或一手食、中二指的指端或螺纹面着力,同时在两侧肾俞上揉动,称揉肾俞(图 3-4-15);以掌根或小鱼际横擦局部,称擦肾俞。

[**次数**]揉 50~100 次,擦至局部透热为度。

[**作用**]揉肾俞具有滋阴壮阳、补益肾气的作用,常用于治疗遗尿、腹泻、便秘、哮喘、少腹痛、下肢痿软乏力等。擦肾俞具有温肾助阳的作用,常用于治疗下元虚寒所致病证,如久泻不止、五更泄泻、尿清尿频、腰膝酸软等。

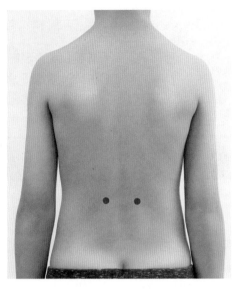

图 3-4-14 肾俞

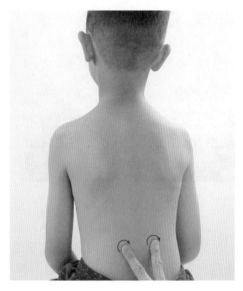

图 3-4-15 揉肾俞

七 节 骨

[**位置**] 从第 4 腰椎至尾椎骨端（长强）呈一直线（图 3-4-16）。

[**操作**] 有推上七节骨与推下七节骨之分。以拇指螺纹面或桡侧，或食、中二指螺纹面着力，自下向上做直推法，称推上七节骨（图 3-4-17）；若自上向下做直推法，称推下七节骨（图 3-4-18）。

[**次数**] 推 100~300 次。

[**作用**] 推上七节骨具有温阳止泻的作用，常用于治疗虚寒腹泻、脱肛等；推下七节骨具有泄热通便的作用，常用于治疗实热便秘、伤食泻、湿热泻等。

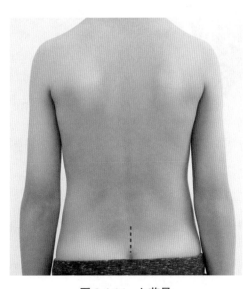

图 3-4-16 七节骨

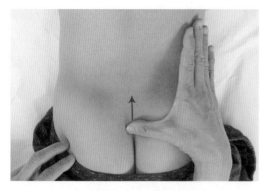

图 3-4-17　推上七节骨

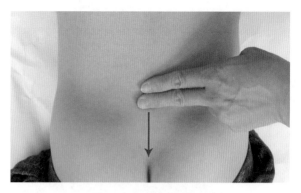

图 3-4-18　推下七节骨

[位置]骶骨第 1~4 对骶后孔处,包括上髎、次髎、中髎、下髎 4 对穴位,合称八髎（图 3-4-19）。

[操作]用小鱼际或掌面来回擦,称擦八髎（图 3-4-20）。

[次数]擦至局部发热为度。

[作用]具有调理下焦、温通下元的作用,主要用于治疗小儿遗尿、泄泻、脱肛等。

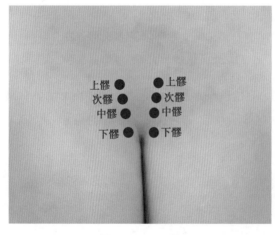

图 3-4-19　八髎

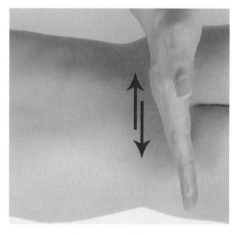

图 3-4-20　擦八髎

[位置]在尾椎骨端,后正中线上,属督脉。

[操作]用中指或拇指指端揉,称揉龟尾（图 3-4-21）。

[次数]揉 100~300 次。

[作用]龟尾具有通调督脉、调理大肠的作用,穴性平和,既能止泻又能通便,常用于治疗泄泻、便秘、脱肛、遗尿等。

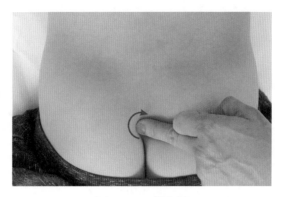

图 3-4-21　揉龟尾

脊　柱

[位置]在后正中线上,自大椎至长强呈一直线(图 3-4-22)。

[操作]并拢食中二指,用二指螺纹面自上而下直推,称推脊(图 3-4-23);运用捏法自下而上捏至大椎,称捏脊(图 3-4-24)。捏脊有二指捏法(图 2-1-18)和三指捏法(图 2-1-19)两种。

[次数]推 100~300 次,捏 3~5 遍。

[作用]捏脊能调阴阳、和脏腑、理气血、通经络、培元气,具有强壮身体的功能,是小儿扶正、保健的常用手法,可用于治疗小儿先后天不足所致病证,如五迟五软等。推脊具有清热的作用,常用于治疗发热、惊风等。

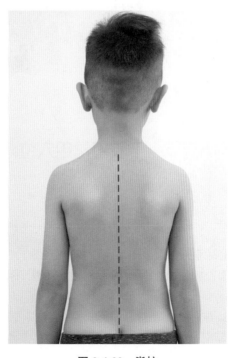

图 3-4-22　脊柱

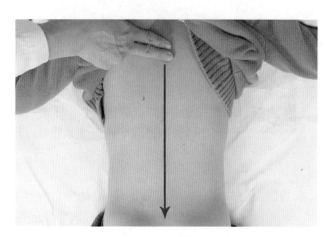

图 3-4-23　推脊

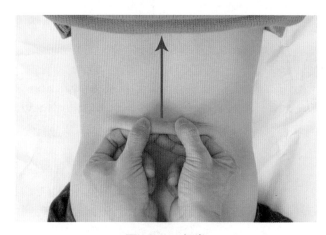

图 3-4-24　捏脊

第五节　下肢部常用穴位

箕　门

[位置]大腿内侧,膝盖上缘至腹股沟呈一直线(图 3-5-1)。

[操作]用食、中二指自膝盖内侧上缘推至腹股沟做直推法,称推箕门(图 3-5-2)。

[次数]推 100~300 次。

[作用]常用于小便短赤、尿闭、水泻等。推箕门性平和,有较好的利尿作用,用于治疗尿潴留,多与揉丹田、揉三阴交等配合使用。

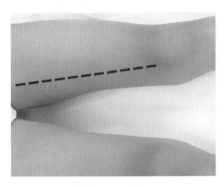

图 3-5-1　箕门

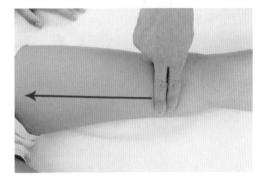

图 3-5-2　推箕门

百　虫

[位置]髌骨内上缘肌肉丰厚处（图 3-5-3）。

[操作]用拇指和食、中二指对称提拿，称拿百虫（图 3-5-4）；用拇指指端按揉，称按揉百虫。

[次数]拿 3~5 次，按揉 50~100 次。

[作用]通经活络，平肝息风。常用于四肢抽搐、下肢痿痹不用。常与拿委中、按揉足三里、拿承山等配合使用。

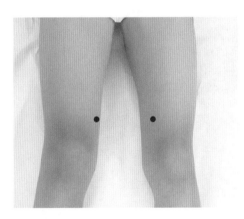

图 3-5-3　百虫

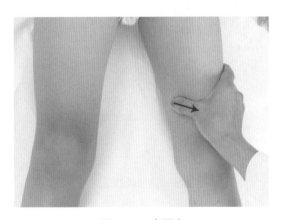

图 3-5-4　拿百虫

足　三　里

[位置]外膝眼下 3 寸，胫骨前缘向外旁开一横指处（一横指的距离就是患儿中指第 2 指间关节处的宽度）（图 3-5-5）。

[操作]用拇指指端按揉，称按揉足三里（图 3-5-6）。

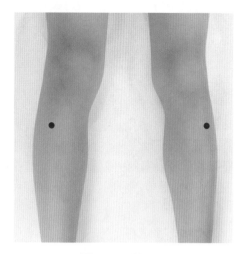

图 3-5-5　足三里

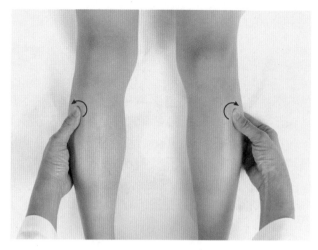

图 3-5-6　按揉足三里

[**次数**] 按揉 100~200 次。

[**作用**] 健脾和胃,补益气血,强壮身体。常用于治疗腹胀、腹痛、呕吐、腹泻、下肢痿软无力等。

丰　隆

[**位置**] 外踝尖上 8 寸,胫骨前缘向外旁开 1.5 寸(图 3-5-7)。

[**操作**] 用拇指指端揉,称揉丰隆(图 3-5-8)。

[**次数**] 揉 100~200 次。

[**作用**] 揉丰隆能起到化痰平喘、和胃气、化痰湿的作用,常与运内八卦、擦膻中等配合使用,治疗痰涎壅盛、哮喘气促等。

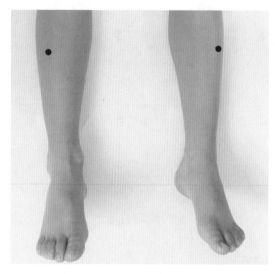

图 3-5-7　丰隆

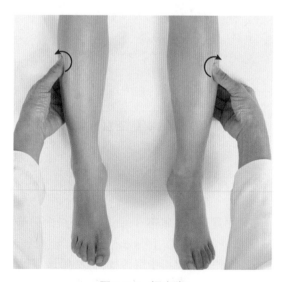

图 3-5-8　揉丰隆

前 承 山

[位置]膝下8寸,在小腿胫骨旁,与后承山相对处(图3-5-9)。

[操作]用拇指指甲掐,称掐前承山;用指端揉,称揉前承山(图3-5-10)。

[次数]掐3~5次,揉30~50次。

[作用]掐前承山具有息风定惊的作用,常用于治疗角弓反张、下肢抽搐等。揉前承山能够行气通络,常用于治疗下肢痿软无力、足下垂等。

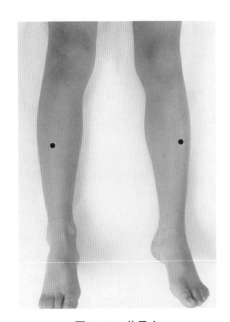 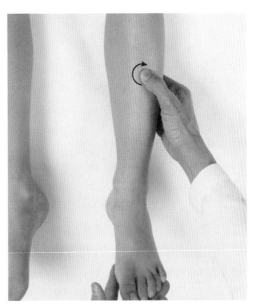

图3-5-9 前承山　　　　　　　　　　图3-5-10 揉前承山

后 承 山

[位置]腓肠肌肌腹下凹陷处(图3-5-11)。

[操作]用拇指拿,称拿后承山(图3-5-11);用拇指揉,称揉后承山。

[次数]拿3~5次,揉50~100次。

[作用]拿、揉后承山具有通经活络、息风止痉的作用,常用于腿痛抽搐、下肢痿软无力等。

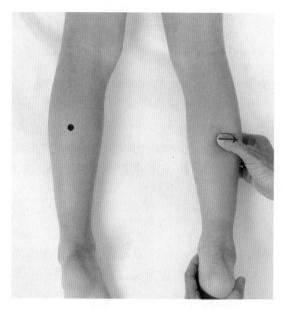

图 3-5-11　拿后承山

三 阴 交

[位置] 内踝尖直上 3 寸, 胫骨内侧缘处（图 3-5-12）。

[操作] 用拇指指端按而揉之, 称按揉三阴交（图 3-5-13）。

[次数] 揉 100~300 次。

[作用] 清利下焦湿热, 通经活络, 健脾和胃, 调补肝肾。常用于治疗遗尿、尿频、尿痛、消化不良、下肢痹痛或痿软无力。

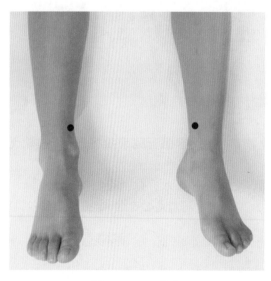

图 3-5-12　三阴交

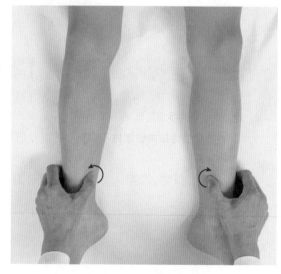

图 3-5-13　按揉三阴交

委　中

[**位置**] 腘窝中央（图 3-5-14）。

[**操作**] 用拇指或食、中二指指端叩拨该处的筋腱，称拿委中（图 3-5-14）。

[**次数**] 拿 3~5 次。

[**作用**] 具有疏通经络、息风止痉的作用，能治疗惊风抽搐、下肢痿软无力等。

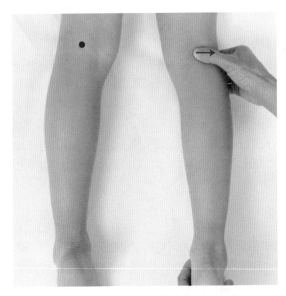

图 3-5-14　拿委中

昆　仑

[**位置**] 外踝与跟腱连线中间的凹陷中。

[**操作**] 用掐法，称掐昆仑（图 3-5-15）。

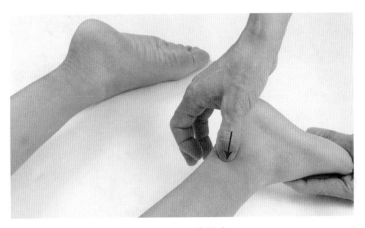

图 3-5-15　掐昆仑

［**次数**］掐 3~5 次。

［**作用**］通经活络,强腰补肾。常用于治疗头痛、惊风、腰痛、足内翻、下肢痹痛或痿软无力等。

涌　　泉

［**位置**］足掌心前 1/3 与后 2/3 交界处。

［**操作**］用拇指指端揉,称揉涌泉(图 3-5-16);用两拇指交替向足尖方向推,称推涌泉(图 3-5-17)。

［**次数**］揉 50~100 次,推 50~100 次。

［**作用**］具有滋阴退热作用。常用于治疗五心烦热、潮热盗汗、呕吐、腹泻等。

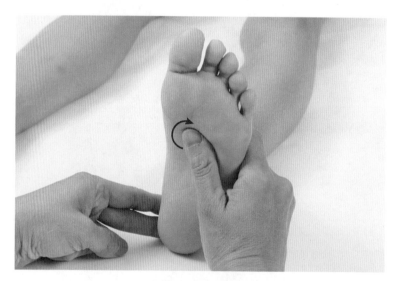

图 3-5-16　揉涌泉

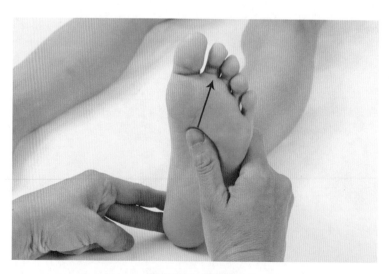

图 3-5-17　推涌泉

太　冲

[**位置**]在足背第1、2跖骨间,跖骨底结合部前方凹陷中。

[**操作**]用拇指或中指按而揉之,称按揉太冲(图3-5-18)。

[**次数**]按揉30~50次。

[**作用**]按揉太冲有清肝泻火、除烦止头痛之作用,常用于治疗烦躁、口苦、头晕耳鸣、鼻衄等。

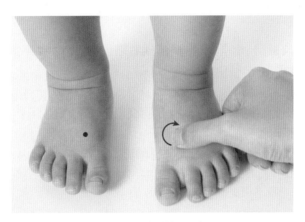

图3-5-18　按揉太冲

第六节　常用穴位归类

(一)发散风寒类

开天门、推坎宫、运太阳、揉耳后高骨、按揉风池、揉迎香、推三关、拿肩井、掐揉二扇门、黄蜂入洞、擦上背部膀胱经等。

(二)发散风热类

清天河水、清肝经、清肺经、捏挤大椎、揉大椎、揉太阳、揉曲池、揉合谷等。

(三)清热类

清脾经、清肝经、清肺经、清心经、清大肠、清小肠、清胃经、清天河水、退六腑、掐揉内劳宫、掐揉小天心、揉总筋、掐揉曲池、掐揉合谷、打马过天河、水底捞明月、揉肾纹、推涌泉、推小横纹、推脊等。

(四)补益类

补脾经、补心经、补肾经、补肺经、补肝经、补大肠、补小肠、补胃经、揉二人上马、逆时针摩腹、揉涌泉、揉足三里、揉肚脐、揉丹田、捏脊、揉肺俞、揉脾俞、揉胃俞、揉肾俞、推三关等。

(五)温阳散寒类

揉一窝风、揉外劳宫、推三关、摩肚脐、揉丹田、掐揉二扇门、补肾经、按揉脾俞、按揉肾俞、擦八髎等。

(六)消食导滞类

清补脾经、清胃经、顺运内八卦、揉板门、推或掐揉四横纹、分腹阴阳、揉中脘、摩腹、摩脐、揉天枢、按揉足三里、揉脾俞、揉胃俞、猿猴摘果等。

（七）止泻类

补大肠、板门推向横纹、清小肠、运土入水、向上推按后承山、揉龟尾、捏脊、掐揉左端正、推上七节骨、摩肚脐、擦八髎、揉脾俞、右揉涌泉等。

（八）止腹痛类

揉一窝风、拿肚角、按中脘、揉天枢、按足三里、按脾俞、按胃俞、摩腹、捏脊等。

（九）通大便类

清大肠、揉膊阳池、下推后承山、顺时针摩腹、揉脐、推下七节骨、揉龟尾、搓摩胁肋等。

（十）止呕吐类

分腹阴阳、横纹推向板门、推下天柱骨、掐揉右端正、逆运内八卦、清胃经、推下中脘、左揉涌泉、揉天突、按弦走搓摩、下推膻中等。

（十一）利小便类

摩揉丹田、揉小天心、推箕门、清小肠、揉三阴交等。

（十二）化痰止咳平喘类

揉膻中、推膻中、擦膻中、揉乳根、揉乳旁、揉肺俞、清肺经、顺运内八卦、揉按天突、捏挤天突、按弦走搓摩、揉掌小横纹、推小横纹、合手阴阳、分推肩胛骨等。

（十三）理气类

运内八卦、推四横纹、推揉膻中、搓摩胁肋、开璇玑等。

（十四）镇静安神类

开天门、推坎宫、摩囟门、揉百会、揉小天心、掐揉五指节、清肝经、清心经、猿猴摘果等。

（十五）醒神开窍类

掐人中、掐山根、掐印堂、掐十王、掐精宁、掐威灵、掐老龙等。

（十六）止抽搐类

掐人中、掐承浆、按牙关、拿百虫、拿委中、掐前承山、拿后承山、拿曲池等。

（十七）通鼻窍

揉迎香、擦揉鼻通、揉印堂、拿风池、清肺经、黄蜂入洞等。

（十八）固表止汗类

揉肾顶、补肾经。

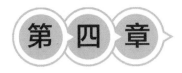

第四章

小儿常见病的推拿治疗和食疗

第一节 感 冒

感冒是小儿常见病,一年四季均可发生,临床上常见风寒感冒或风热感冒。治疗原则宜辛温解表,疏风散寒,或辛凉解表,疏风清热。按不同的病因,施以不同的推拿手法。

一、风寒感冒

【临床症状】鼻塞流涕,咽痒,怕冷,恶寒,或有头痛、咳嗽痰稀,舌苔白,指纹浮红,脉浮。

【治则】疏风散寒,解表。

【推拿处方】清肺经 200 次,掐揉二扇门 5~10 次,推三关 100 次,运内八卦 100 次,黄蜂入洞 100 次,开天门 50 次,推坎宫 50 次,揉太阳 50 次,揉耳后高骨 50 次,拿风池 10 次。

【食疗方】

1. 葱豉汤

[作用]疏风解表,发汗散寒。

[配方]葱白(连须)3 根,淡豆豉 12g。

[煎服法]上 2 味同放入锅内,加清水 1 碗半,慢火煎成半碗,趁热饮。

2. 苏叶生姜黑枣饮

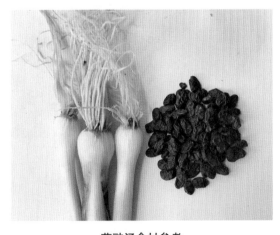

葱豉汤食材参考

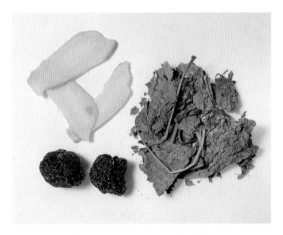

苏叶生姜黑枣饮食材参考

［作用］辛温解表,散寒和胃。

［配方］苏叶5g,生姜10g,黑枣2枚。

［煎服法］生姜连皮切片,黑枣去核切碎,上料同放入锅内加适量清水慢火煎30分钟,约煎成半碗,分2次饮用。

二、风热感冒

【临床症状】鼻塞,涕黄,发热,咳嗽,痰黄,舌质红,舌苔黄,指纹紫,脉浮数。

【治则】疏风清热,解表。

【推拿处方】清肺经200次,清肝经200次(可以两穴联推),清天河水300次,退六腑300次,揉小天心100次,开天门50次,推坎宫50次,揉太阳50次,揉耳后高骨50次,拿风池10次。

【食疗方】

1. 腐竹白粥

［作用］清热解表,去肠胃积滞。

［配方］大米30g,腐竹10g。

［煎服法］上料浸泡30分钟,同放入锅内,加适量清水煲粥,可代饭吃,分多次食,婴幼儿饮粥水。

2. 胡萝卜马蹄粥

［作用］清热消食,止咳祛痰。

［配方］胡萝卜100g,马蹄100g,大米50g。

［煎服法］胡萝卜切片,马蹄去皮拍裂,与大米同放入锅内,加适量清水煲粥,粥成后,以少许盐调味,可代饭吃,婴幼儿饮粥水。

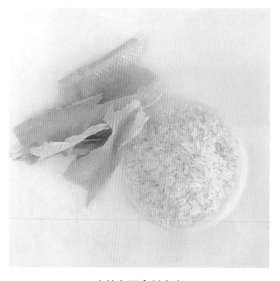

腐竹白粥食材参考

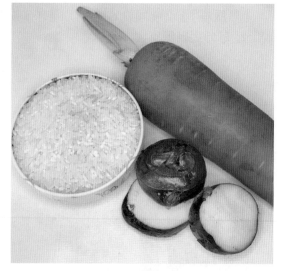

胡萝卜马蹄粥食材参考

三、暑湿感冒

【临床症状】鼻塞头痛，发热，身重困倦，胸闷，食欲不振，或有呕吐，泄泻，舌质红，舌苔黄腻，脉数。

【治则】解表清热，祛暑湿。

【推拿处方】清肺经 200 次，清天河水 200 次，清胃经 100 次，清大肠 100 次，清补脾经 100 次，运内八卦 100 次，退六腑 200 次，开天门 50 次，推坎宫 50 次，揉太阳 50 次，揉耳后高骨 50 次，推天柱骨 100 次。

【食疗方】

1. 蝉蜕冬瓜水

［作用］清热解暑，对暑天久热不退、口干、小便黄者可代茶饮。

［配方］冬瓜 500g，蝉蜕 10g。

［煎服法］冬瓜连皮切薄片，蝉蜕放在冬瓜下面，锅内加适量清水煎 1 小时，约煎成 2 碗，分多次代茶饮。

2. 祛湿粥

［作用］健脾祛湿，消暑清热。

［配方］木棉花 15g，灯心花 2g，川萆薢 12g，猪苓 12g，生薏苡仁 15g，炒白扁豆 15g，赤小豆 15g，大米 50g。

［煎服法］将以上物料洗净，木棉花、灯心花、川萆薢、猪苓放入纱布袋中，扁豆、生薏苡仁、赤小豆和大米浸泡 30 分钟，锅内加入适量清水，煲粥，粥成后将纱布袋取出。以少许盐或糖调味便可食用，婴幼儿饮粥水。

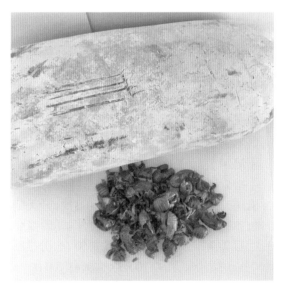

蝉蜕冬瓜水食材参考

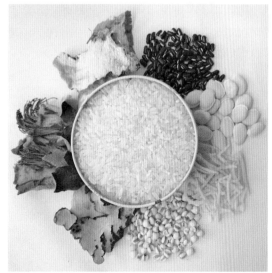

祛湿粥食材参考

此外,由于小儿脾常不足、神气怯弱,外感时容易出现夹痰、夹滞、夹惊的症状,我们可以在上方基础上增加以下手法:

（一）夹痰

【临床症状】伴有咳嗽痰多、喉中痰鸣。

【增加手法】运内八卦200次,揉掌小横纹100次,揉膻中100次,揉乳根、乳旁100次,揉肺俞100次。

（二）夹滞

【临床症状】伴有食欲减退、腹胀、或呕吐、口气重、大便酸臭、舌苔厚腻。

【增加手法】清胃经200次,揉板门200次,运内八卦200次,清大肠100次,分腹阴阳100次。

（三）夹惊

【临床症状】伴有睡中惊惕惊叫、烦躁不安、脉弦。

【增加手法】清肝经200次,清心经200次,掐揉小天心50次,分手阴阳100次,掐揉五指节各3~5次。

四、注意事项

1. 饮食宜清淡,进食易消化的流质或半流质食物,如白粥、素汤面、淡牛奶等;多饮水。
2. 忌食肥滞、荤腥厚味、煎炸燥热和滋阴之品。
3. 注意天气冷暖,增减衣服,避免复感。
4. 感冒期间,暂不宜外出到公共场所活动,以免交叉感染。
5. 日常多进行户外活动,锻炼身体,增强体质。

第二节 咳 嗽

咳嗽是呼吸系统疾病的主要症状之一,一年四季均可发生,尤其在冬春季及气候骤变时多见。其病因复杂,有外感时邪的咳嗽,如感受风寒、风热之邪;或五脏六腑的病变累及肺脏,使肺气的宣发肃降失常,脾失健运而出现的咳嗽。临床常见的有风寒咳嗽、风热咳嗽、燥咳、肺脾气虚咳嗽等。

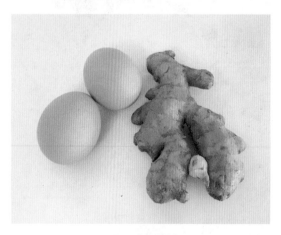

姜蛋汤食材参考

一、风寒咳嗽

【临床症状】鼻流清涕,咳嗽频频,痰白清稀,口不干,舌苔白,指纹淡红,脉浮。

【治则】祛风散寒,宣肺止咳。

【推拿处方】清肺经200次,运内八卦200次,掐揉二扇门5~10次,推三关100次,开天门50次,推坎宫50次,揉太阳50次,揉耳后高骨50次,推揉膻中100次(可揉膻中50次,分推膻中50次),揉乳根、乳旁100次,揉肺俞100次。

【食疗方】

1. 姜蛋汤

[作用]祛风散寒,止咳。

[配方]鸡蛋1只,生姜2片。

[煎服法]生姜切丝,铁锅烧热,用少许食油将鸡蛋煎至金黄色,加入姜丝,加适量开水,煮5~6分钟,约煎成大半碗水,以少许盐调味,便可食用。

2. 法夏苹果汤

[作用]温肺润肺,化痰止咳。

[配方]法半夏5~10g,款冬花12g,苹果1/2个。

[煎服法]苹果去皮去心切片,法半夏、款冬花浸泡20分钟。上料同放入锅内加适量清水慢火煲1小时,约煎成大半碗,分2次饮。

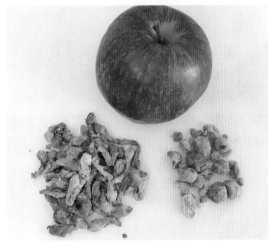

法夏苹果汤食材参考

二、风热咳嗽

【临床症状】咳嗽痰黄稠,咽喉肿痛,口苦咽干,小便短黄,舌质红,苔薄黄,指纹紫,脉浮数。

【治则】疏风清热,宣肺化痰。

【推拿处方】清肺经200次,清天河水200次,退六腑200次,运内八卦200次,推小横纹100次,开天门50次,推坎宫50次,揉太阳50次,揉耳后高骨50次,推揉膻中100次,揉乳根、乳旁100次,分推肺俞100次。

【食疗方】

1. 白萝卜川贝瘦肉汤

[作用]清肺热,去黄痰,下气止咳。

[配方]白萝卜1 000g,川贝母10g,淡菜30g,瘦肉150g。

[煎服法]白萝卜洗净切块,瘦肉切块飞水,上料同放入锅内,加适量清水,慢火煲4小时,以少许食盐调味,分多次饮用。若黄痰多者,可连服3~5次。

2. 鱼腥草煲猪肺

[作用]清热化痰,止咳。

[配方]鱼腥草30g,猪肺约300g(或瘦肉50g),罗汉果1/4个。

[煎服法]鱼腥草洗净,猪肺冲洗净切块,在铁锅中炒透,再漂清水滤干(或瘦肉洗净、飞水)。上料同放入锅内,加适量清水,煲1小时,约煎成2~3碗,以少许盐调味,分多次饮用。

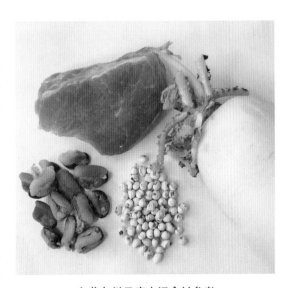

白萝卜川贝瘦肉汤食材参考

三、燥咳

【临床症状】干咳无痰或痰少黏稠难咳,咽干鼻燥,舌干,苔薄白,脉浮。

【治则】养阴润燥,润肺止咳。

【推拿处方】分手阴阳 100 次,清肝经 200 次,清肺经 200 次,运内八卦 100 次,清天河水 100 次,揉二马 100 次,清大肠 100 次,推揉膻中 100 次,分推肺俞 100 次(伴流涕者,加开天门 50 次、推坎宫 50 次、揉太阳 50 次、揉耳后高骨 50 次)。

【食疗方】

1. 银耳百合玉竹汤

[作用]滋养肺阴,润肺止咳。

[配方]银耳 20g,百合 20g,玉竹 20g,猪瘦肉 100g,蜜枣 1~2 枚。

[煎服法]猪瘦肉切块,飞水;银耳用清水浸透,切去硬实蒂部,切小朵。上料同放入锅内,加适量清水,慢火煲 1 小时,约煎成 2~3 碗,以少许盐调味,分 2~3 次食用。

2. 雪梨南杏润肺汤

[作用]清肺热,润肺燥,止咳化痰。

[配方]雪梨 2 个,南杏仁 12g,北杏仁 10g,百合 20g,蜜枣 1~2 枚,猪肺约 300g(或瘦肉 100g)。

[煎服法]雪梨去皮去心切块,南杏仁去皮,北杏仁去皮去尖。猪肺冲洗净切块,在铁锅中炒透再漂清水、滤干(或瘦肉洗净、飞水)。上料同放入锅中,加适量清水,慢火煲 1 小时,约煎成 2~3 碗,以少许盐调味,分多次食用。

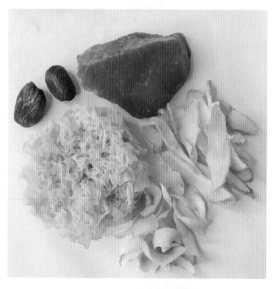

银耳百合玉竹汤食材参考

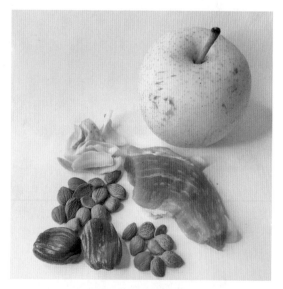

雪梨南杏润肺汤食材参考

四、阴虚咳嗽

【临床症状】久咳干咳无痰,口干咽燥,心烦或身有微热,手足心热,舌质红,苔少,脉细。

【治则】养阴清肺,润肺止咳。

【推拿处方】分手阴阳 100 次,揉二马 200 次,揉三阴交各 100 次,补脾经 100 次,运内八卦 100 次,清大肠 100 次,揉天突 50 次,推揉膻中 100 次,揉肺俞 100 次,揉肾俞 100 次。

【食疗方】

1. 苹果玉竹瘦肉汤

[作用] 养阴生津,润肺止咳。

[配方] 玉竹 20g,沙参 10g,南杏仁 12g,苹果 1 个,瘦肉 50~75g。

[煎服法] 苹果去皮去心切块,南杏仁去皮,瘦肉飞水。上料同放入锅内加适量清水慢火煲 1 小时,约煎成 2 碗,以少许盐调味,分 2~3 次饮用。

2. 玉竹百合怀山汤

[作用] 益气养阴,润肺止咳。

[配方] 怀山药 20g,玉竹 20g,百合 20g,南杏仁 10g,猪瘦肉 100g,蜜枣 1~2 枚。

[煎服法] 怀山药浸泡 4 小时,南杏仁去皮,瘦肉飞水。上料同放入锅内,加适量清水慢火煲 1 小时,约煎成 2 碗,以少许盐调味,分 2~3 次饮用。

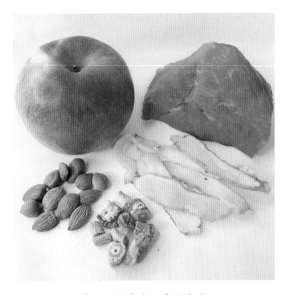

苹果玉竹瘦肉汤食材参考

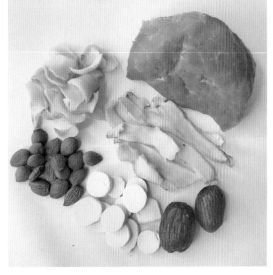

玉竹百合怀山汤食材参考

五、气虚咳嗽

【临床症状】久咳,咳声无力,痰白清稀,面色苍白,容易疲劳不适,汗多,舌淡苔白,脉细弱。

【治则】健脾益气,止咳化痰。

【推拿处方】补脾经 200 次,补肾经 200 次,清肺经 50 次,补肺经 100 次,运内八卦 100 次,推揉膻中 100 次,揉肺俞 100 次,捏脊 3~5 遍,揉足三里各 100 次。

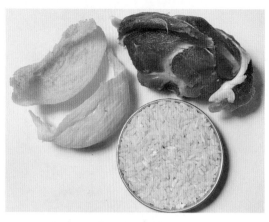

燕窝瘦肉粥食材参考

【食疗方】

1. 燕窝瘦肉粥

[作用]养阴生津,润肺止咳。

[配方]燕窝5g,大米20g,瘦肉30g。

[煎服法]燕窝浸泡4小时拣去杂质备用,瘦肉切片飞水与大米放入锅内,加入适量清水,煮至大米爆开,然后加入燕窝,慢火煮半小时,以少许盐或糖调味,即可服用。婴幼儿饮粥水。

2. 黄耳无花果瘦肉汤

[作用]益气养阴,润肺止咳。

[配方]黄耳10g,百合20g,莲子肉20g,核桃20g,无花果6粒(糖制无花果2颗),猪瘦肉100g。

[煎服法]黄耳用清水浸泡12小时,切去硬实蒂部,撕成小朵,瘦肉飞水。上料同放入锅内,加适量清水,慢火煲1小时,以少许盐调味,分2~3次食用。

六、注意事项

1. 咳嗽期间饮食宜清淡,易消化。忌食肥甘、厚腻、煎炸、辛酸香辣之品。

2. 寒咳忌食生冷瓜果,如香蕉、白菜、西瓜等寒凉食品。热咳宜清热化痰,可食枇杷果、雪梨等清润食品。

3. 注意休息,少去公共场所,避免交叉感染。

第三节　乳蛾(扁桃体炎)

乳蛾(扁桃体炎)是儿科咽喉部急性、热性疾病,多由感受风热时邪或多吃辛辣燥热食品,致使肺胃积热,上攻咽喉所致,可见扁桃体红肿疼痛或表面有黄白色脓样分泌物,伴全身不适、发热等症状。临床常分为外感风热、肺胃热盛和虚火上炎3种证型。

一、外感风热

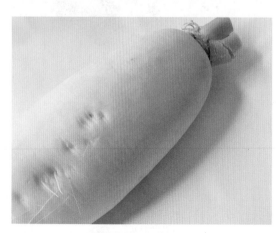

白萝卜青榄汤食材参考

【临床症状】发热,头痛,咽喉红肿,疼痛或咽痒不适,吞咽不利。舌苔黄薄或黄厚,指纹青紫,脉浮数。

【治则】疏风清热,利咽散结。

【推拿处方】清肺经200次,清胃经100次,清天河水100次,退六腑200次,掐揉少商5次,开天门50次,推坎宫50次,揉太阳50次,揉耳后高骨50次,拿肩井5次。

【食疗方】

1. 白萝卜青榄汤

[作用]清热,利咽,解喉毒。

[配方]白萝卜 500g,青橄榄 10 个,蜜枣 2 枚。

[煎服法]白萝卜洗净切块,青橄榄拍裂。上料同放入锅内,加适量清水,慢火煲 1 小时,约煎成 1 碗半,分 2~3 次代茶饮,并食萝卜。

2. 银桑饮

[作用]清热解毒,利咽喉。

[配方]金银花 10g,冬桑叶 10g,罗汉果 1/6 个。

[煎服法]上 3 味,加清水 2 碗,约煎成大半碗,分 2 次饮。

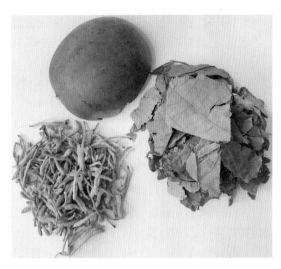

银桑饮食材参考

二、肺胃热盛

【临床症状】高热不退,扁桃体红肿或有脓点,吞咽困难,口干口臭,大便干结,小便少、色黄。舌质红,苔黄厚,指纹青紫,脉数。

【治则】清热解毒,利咽散结。

【推拿处方】清肺经 200 次,清胃经 200 次,清大肠 200 次,清天河水 300 次,退六腑 300 次,水底捞明月 100 次,掐揉少商 5 次,推脊 100 次。

【食疗方】

1. 双根竹蔗饮

[作用]清肺胃热,利咽喉,消肿,清利二便。

[配方]白茅根 15g,芦根 15g,浙贝母 10g,竹蔗 300g。

[煎服法]竹蔗洗净切段切片,上料同放锅内,加适量清水,慢火煮 1 小时,约煎成 2~3 碗,分多次饮。

2. 金银菜猪肺汤

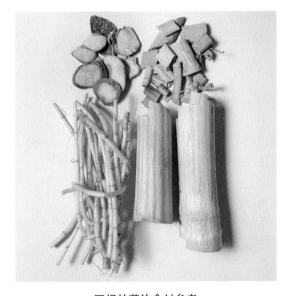

双根竹蔗饮食材参考

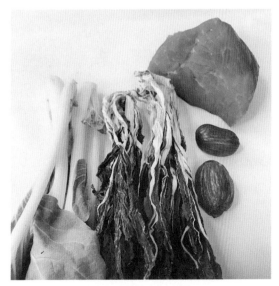

金银菜猪肺汤食材参考

［作用］清肺胃热，去胃肠积滞，利咽通便。

［配方］白菜 500g，白菜干 30g，猪肺约 300g（或瘦肉 100g），蜜枣 2 枚。

［煎服法］白菜洗净，白菜干洗净浸泡。猪肺冲洗干净，切小块，在铁锅中炒透，再用清水漂洗，滤干（或瘦肉洗净、飞水）。上料同放入锅内，加适量清水，慢火煲 1~2 小时，约煎成 3 碗，以少许盐调味，分多次食用。

三、虚火上炎

【临床症状】扁桃体红肿疼痛，日久不愈，大便干结，小便短少，舌质红，少苔，脉细。

【治则】养阴降火，利咽散结。

【推拿处方】直推补肾经 200 次，揉二马 200 次，揉板门 200 次，清大肠 100 次，掐揉少商 5 次，揉三阴交各 100 次。

【食疗方】

1. 蚝豉咸瘦肉粥

［作用］养阴降火，开胃。

［配方］蚝豉 20g，咸瘦肉 50g，大米 50g。

［煎服法］咸瘦肉（鲜猪瘦肉用盐腌 4~24 小时即成）飞水，蚝豉浸泡切片。上料同放入锅内加适量清水，煲粥。粥煲好后，便可食用，可代饭吃。

2. 散结方

［作用］软坚散结，除痰火。适用于体质偏热，扁桃体肿大或颈淋巴结肿大者。

［配方］玄参 10g，浙贝母 6g，风栗壳 10g，猫爪草 10g，瘦肉 50g，罗汉果 1/6 个。

［煎服法］上料同放入砂锅内，加适量清水，慢火煲 1 小时，约煎成 1 碗，分 2 次饮用。

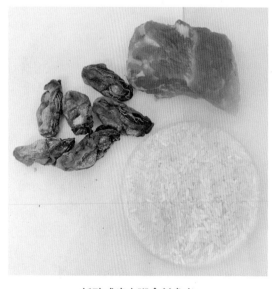

蚝豉咸瘦肉粥食材参考

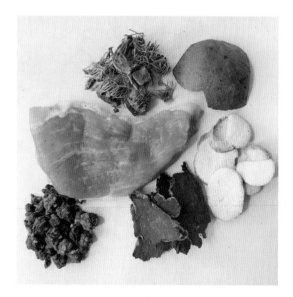

散结方食材参考

四、注意事项

1. 常易患扁桃体炎的小儿,平时要以预防为主,要注意天气冷暖,随时增减衣服,避免受凉感冒诱发扁桃体炎。

2. 多进行户外活动,锻炼身体,增强体质。

3. 饮食宜清淡,进食易消化的流质或半流质食物,如白粥、麦片、咸瘦肉粥,以便于吞咽;忌食煎炸、辛辣、肥滞食品,如辣椒、炸肉、炸薯片。

4. 保持口腔清洁,可用淡盐水漱口,或早上饮半杯淡盐水。

经常患扁桃体炎者可试服**青壳鸭蛋煲黄花菜汤**。

[**配方**]黄花菜(干品)10~20g,青壳鸭蛋1个,蜜枣1~2枚。

[**煎服法**]黄花菜浸泡洗净,与青壳鸭蛋、蜜枣一同放入锅内,加适量清水煲30分钟左右,将鸭蛋取出去壳,放回锅中再煮30分钟,便可饮汤吃蛋。易患扁桃体炎者每周1次,连服数周。

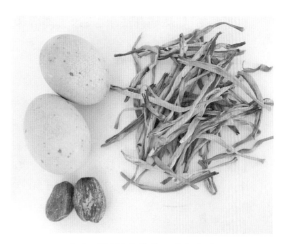

青壳鸭蛋煲黄花菜汤食材参考

第四节　鼻　炎

鼻炎是小儿上呼吸道感染的常见病症,表现为鼻塞、流涕、打喷嚏,或伴头痛、嗅觉不敏感。本病根据病情分为急性鼻炎、慢性鼻炎和过敏性鼻炎3类。急性鼻炎起病急,病程短;慢性鼻炎起病缓,病程长;过敏性鼻炎发病常有季节性,多发作于气候突变之时,或因花粉、螨虫、刺激性气味等诱发,出现鼻痒、打喷嚏、流清涕、鼻塞等症状。

一、外感风寒

【临床症状】鼻塞严重,打喷嚏,流清涕,恶寒发热,无汗,或有头身疼痛,舌质淡红,苔薄白。

【治则】疏风散寒。

【推拿处方】清肺经200次,清肝经200次(可以两穴联推),揉外劳宫100次,推三关150次,清天河水100次,开天门50次,推坎宫50次,揉太阳50次,揉印堂50次,揉鼻通50次,揉迎香50次,黄蜂入洞50次,拿风池10次。

【食疗方】

1. 白芷葱豉汤

[作用]疏风解表,散寒,通窍。

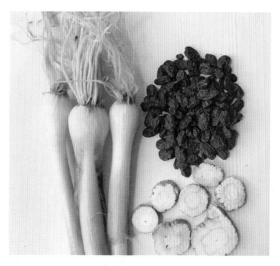

白芷葱豉汤食材参考

[配方]连须葱白3根,淡豆豉10g,白芷3g。

[煎服法]白芷先浸泡30分钟,葱白去泥洗净。上料同放入锅内,加清水1碗半,慢火煎成半碗,趁热饮。

2. 辛夷花苍耳子煲猪鼻

[作用]疏风散寒,通鼻窍。

[配方]辛夷花12g,苍耳子5g,白芷3g,防风5g,猪鼻半个。

[煎服法]猪鼻切开洗净,飞水去肉腥味。上料同放入锅内,加清水4碗,约煎成1碗半,分2次服用。

二、外感风热

【临床症状】鼻塞不通,嗅觉失灵,口鼻气热,流涕色黄而稠,或伴发热,有汗口渴,时有咳嗽,舌质红,苔薄黄。

【治则】疏风清热,通窍。

【推拿处方】清肺经200次,清肝经200次,清天河水200次,清胃经100次,退六腑200次,开天门50次,推坎宫50次,揉太阳50次,揉印堂50次,揉鼻通50次,揉迎香50次,揉合谷50次,拿风池10次。

【食疗方】

1. 桑叶黄豆汤

[作用]疏风清热,通窍。

[配方]冬桑叶15g,黄豆30g,薄荷4g(后下),罗汉果1/8个。

[煎服法]冬桑叶洗净,黄豆浸泡至少30分钟,薄荷清水浸泡备用。上料用清水3碗,慢火煎成1碗半,加入薄荷,煎成大半碗,分2次饮用。

2. 薄荷桑菊饮

[作用]疏风清热,通鼻窍,去鼻塞。

[配方]冬桑叶12g,杭菊花10g,薄荷4g(后下),防风3g,罗汉果1/8个。

[煎服法]薄荷清水浸泡备用。冬桑叶、杭菊花、防风、罗汉果同放入锅内,用清水2碗半,慢火煎20分钟,再加入薄荷约煎成大半碗,分2次饮用。

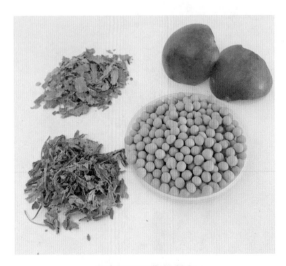

桑叶黄豆汤食材参考

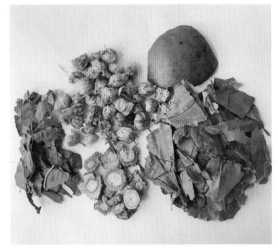

薄荷桑菊饮食材参考

三、肺脾两虚

【临床症状】鼻塞不通,鼻涕色白量多,或稀或黏,嗅觉迟钝,伴疲倦乏力,食欲不振,或咳嗽有痰,舌质淡,苔白。

【治则】补脾益肺,祛风散寒。

【推拿处方】补脾经200次,补肺经200次,补肾经200次,揉外劳宫100次,揉鼻通50次,揉迎香50次,揉中脘100次,揉足三里各100次,捏脊5次,揉肺俞100次,揉脾俞100次。

【食疗方】

1. 芪术黑枣汤

[作用]益气健脾,祛风固表,通窍。

[配方]北芪12g,白术10g,白芷3g,防风5g,黑枣3枚,瘦肉50g。

[煎服法]黑枣去核,瘦肉飞水去肉腥味。上料同放入锅内,用清水4碗,慢火煎1小时,约煲成1碗,分2次服用。

2. 苏叶黑豆汤

[作用]补脾固表,疏风散寒,通窍。

[配方]苏叶10g,白芷3g,防风5g,黑皮青豆25g,黑枣2枚。

[煎服法]黑枣去核,黑皮青豆慢火炒至爆腰。上料同放入锅内,清水3碗,慢火煎成1碗,分2次饮。

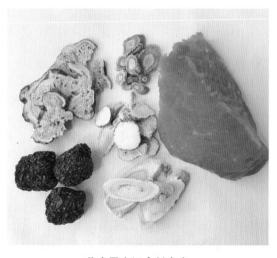
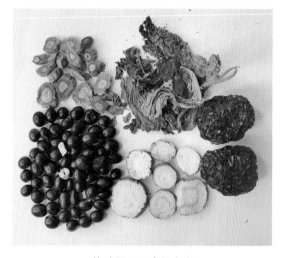

芪术黑枣汤食材参考　　　　　　　　　　苏叶黑豆汤食材参考

四、注意事项

1. 注意天气冷暖,增减衣服,外出戴口罩,积极预防感冒;平时多进行户外活动,锻炼身体,增强机体抵抗力。

2. 尽量避免接触致敏物质刺激,如花粉、羽毛、油漆、尘螨等。

3. 饮食宜清淡、富有营养、易消化。少食辛辣、肥甘、厚腻之品。

第五节　鼻衄（鼻出血）

鼻衄即鼻出血，多由肺、胃、肝三经热邪上灼鼻窍，损伤阳络而致，小儿较为常见。如因外伤或小儿揉抠鼻子而导致鼻出血者，不在此讨论范围。

一、肺胃热型

【临床症状】鼻血鲜红，量较多，鼻腔干燥有灼热感，口苦咽干，或伴有口臭，小便黄，大便秘结，舌红，脉数。

【治则】清肺胃热，凉血止血。

【推拿处方】清肺经 200 次，清胃经 200 次，清大肠 200 次，退六腑 300 次，推下七节骨 100 次，掐揉右端正 5 次。

备注：若患儿正在流鼻血期间，则以止血为先，可采用指压神庭穴的方法。神庭穴位于前发际正中直上半横指。操作者以拇指指面稍用力按压该穴，每隔 10 秒可松手一下，需按压 3~5 分钟。

【食疗方】

1. 双根藕节饮

［作用］清肺胃热，凉血止血。

［配方］白茅根 15g（干品），芦根 15g，藕节 15g，蜜枣 1 枚。

［煎服法］藕节洗净。上料同放入锅内加适量清水，慢火煲 1 小时，约煎成 1 碗，分 2 次饮用。

2. 臭草绿豆糖水

［作用］清胃热，解暑，凉血散瘀，止鼻血。

［配方］鲜臭草 15g，绿豆 30g，红糖适量。

［煎服法］将臭草、绿豆洗净，同放入砂锅内，加适量清水，慢火煮至绿豆熟烂，再加入红糖，煮片刻，便可食用。食时将臭草渣拣去。

注：臭草是草本植物芸香的别名（广东习惯称呼），又名香草，有清热解毒、凉血散瘀的作用。

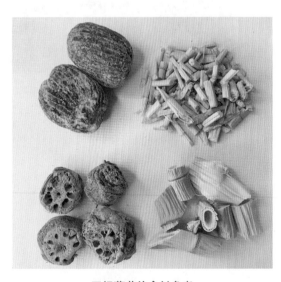

双根藕节饮食材参考

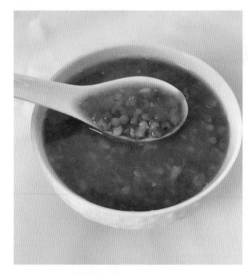

臭草绿豆糖水食材参考

二、肝火上逆

【临床症状】鼻中出血,色深红,量稍多,口苦咽干,烦躁易怒,面红目赤,舌苔黄,脉数。

【治则】清泻肝火,凉血止血。

【推拿处方】清肝经 200 次,清心经 200 次,清天河水 200 次,退六腑 200 次,按弦走搓摩 10 次,掐揉右端正 5 次,按揉太冲 100 次。

若正在流鼻血,先按压神庭穴止血。

有流鼻涕、鼻塞、轻咳等症状,可加开天门 50 次、推坎宫 50 次、揉太阳 50 次、揉迎香 50 次。

【食疗方】

1. 独脚金茅根竹蔗水

[作用]清泻肝火,凉血止血。

[配方]独脚金 10g,白茅根 20g,竹蔗 300g。

[煎服法]竹蔗洗净切段,并切片,与上料同放入锅内加适量清水煲 1 小时,约煎成 2 碗,分多次饮。

2. 黄花菜瘦肉汤

[作用]清热平肝,止鼻血。

[配方]黄花菜(金针菜)干品 20g,白芍 5g,瘦肉 50g,蜜枣 1 枚。

[煎服法]黄花菜浸泡洗净,瘦肉切片飞水。上料同放入锅内,加适量清水,煲 1 小时以少许盐调味,分 2 次饮(注意:不要用新鲜黄花菜)。

三、注意事项

1. 宜吃清热润燥、凉血止血的食品,如茅根竹蔗水、鲜藕汁、玉竹百合汤。

2. 多食含维生素 C、维生素 K 丰富的新鲜蔬菜、水果,如番茄、胡萝卜、莲藕、西瓜、雪梨、枇杷果、奇异果等。

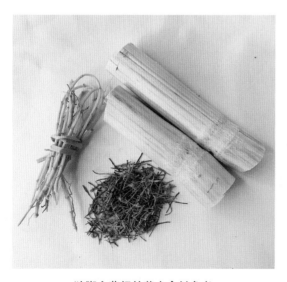

独脚金茅根竹蔗水食材参考

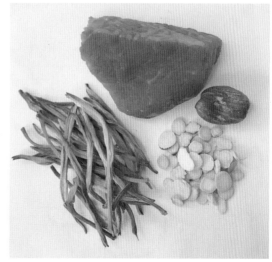

黄花菜瘦肉汤食材参考

3. 忌食燥热、煎炸食品,如炸鸡、炸薯片。不要食辛辣刺激性食品,如辣椒、胡椒。

4. 小儿不要揉抠鼻子,以免损伤鼻黏膜。

第六节 口 疮

口疮主要是以牙龈、舌头、两颊、上腭等口腔黏膜上出现黄白色的溃疡点,局部灼痛、流口水为特征的口腔疾病,一般称"口腔溃疡"。如果溃疡面积比较大,甚至满口糜烂,则称口糜。临床上,口疮以心脾积热和虚火上炎两个证型多见。

一、心脾积热

【临床症状】溃疡点数目较多,多分布在舌面、尖边,口腔黏膜红赤,疼痛剧烈,口臭流涎,情绪烦躁,面赤口渴,甚至伴有发热、大便干硬等症状。

【治则】清心泻脾。

【推拿处方】平肝清心 200 次(包括清心经、清肝经,两穴联推),清脾经 200 次,清胃经 200 次,清天河水 200 次,清大肠 100 次,揉总筋 50 次,掐揉小横纹各 3~5 次,推下七节骨 100 次。

【食疗方】

1. 马蹄雪梨粥

[作用]清心泻火,清胃热,消滞。

[配方]马蹄 100g,雪梨 1 个,大米 50g。

[煎服法]马蹄去皮拍裂,雪梨去皮去心切大块,大米洗净。锅内注入适量清水,煮沸后加入上料煲粥,粥成后以少许盐调味食用,婴幼儿饮粥水。

2. 鲫鱼豆腐汤

[作用]清心降火,清肠胃,通便。

[配方]鲫鱼 1 尾(约 150g),豆腐 2 块(约 100g),生石膏 20g。

[煎服法]鲫鱼宰净,放入铁锅中,用少许油煎至淡黄色。上料同放入锅内,加适量清水,煲 1 小时,约煎成 1 碗半,以少许盐调味,分 2~3 次饮汤。

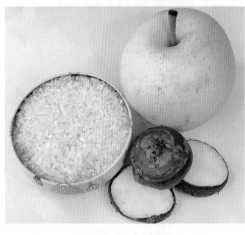

马蹄雪梨粥食材参考

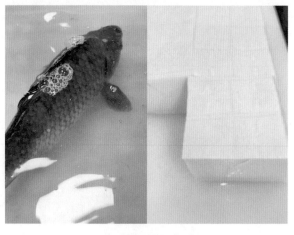

鲫鱼豆腐汤食材参考

二、虚火上炎

【临床症状】口腔溃疡周围黏膜颜色不红或微红,溃疡点稀疏散发,疼痛比较轻,容易反复发作或迁延不愈,两颧潮红,口干但饮水不多,舌红,苔少或部分剥落。

【治则】滋阴降火。

【推拿处方】清补脾经 200 次,清胃经 100 次,逆运八卦 100 次,推小横纹 100 次,揉掌小横纹 100 次,揉二马 200 次,清天河水 200 次,推涌泉各 100 次。

【食疗方】

1. 生地二冬汤

[作用]滋阴润燥,生津降火,清肠通便。

[配方]生地黄 15g,天冬 10g,麦冬 10g,玄参 12g,罗汉果 1/6 个。

[煎服法]上料同放入锅内,加清水 2 碗半,慢火煎成大半碗,分 2 次饮用。

2. 皮蛋蚝豉咸瘦肉粥

[作用]滋阴降火。

[配方]蚝豉 20g,皮蛋 1/2 个,咸瘦肉 50g,大米 30g。

[煎服法]蚝豉浸泡切片,皮蛋去壳切块,咸瘦肉切片飞水,与大米同放入锅内,加适量清水煲粥。粥成后,可代饭吃,婴幼儿饮粥水。

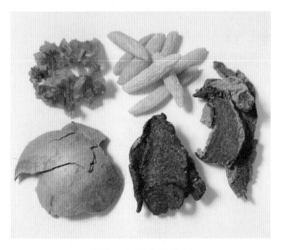

生地二冬汤食材参考

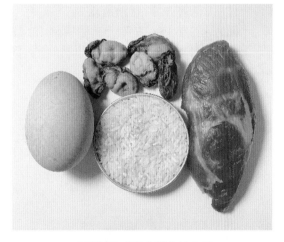

皮蛋蚝豉咸瘦肉粥食材参考

三、注意事项

1. 饮食宜清淡,多食营养丰富的流质或半流质食物,以利于吞咽。

2. 多食含维生素 C 丰富的水果、蔬菜,如番茄、奇异果、西瓜汁、雪梨汁、怀山药煲冰糖、胡萝卜煲冰糖,可促进溃疡愈合。

3. 忌食辛辣、燥热食品,如炸鸡、炸肉、炸薯片。

4. 不宜食过咸过酸食物,以免刺激口腔黏膜。

5. 可用双料喉风散喷患处或用维生素 E 涂患处,促进溃疡愈合。

6. 注意口腔清洁,每次饮食后,可饮少许温开水或用清水漱口。

第七节　厌　食

厌食是指小儿较长时间不思饮食,食欲不振,甚至拒食的一种病症。本病可见于各个年龄段,尤其是 1~6 岁小儿较为常见。患儿除食欲不振外,其他一般情况尚好,预后良好。但若长期不食,造成营养不良,抵抗力下降,则容易罹患疾病,严重者还会发展成疳证。本病主要由于喂养不当,或病后失调导致脾胃功能受损;或先天禀赋不足,后天失调而成。临床上一般可分为脾胃不和、脾胃气虚、脾胃阴虚 3 种证型。

一、脾胃不和

【临床症状】食欲不振,食少而无味,甚至厌恶进食。或伴有脘腹痞闷,形体略瘦,面色少华,精神尚可,苔薄白或微白腻,脉缓。

【治则】运脾和胃。

【推拿处方】补脾经 200 次,揉板门 100 次,逆运内八卦 100 次,掐揉四横纹各 5 次,揉中脘 100 次,摩腹 5 分钟,捏脊 3~5 遍,按揉足三里各 100 次。

【食疗方】

1. 谷麦芽猪横脷汤

［作用］健脾开胃,帮助消化。

［配方］谷芽 15g,麦芽 15g,猪横脷 1/2 条,蜜枣 1~2 枚。

［煎服法］猪横脷飞水去肉腥味。上料同放入锅内,用适量清水,慢火煲 1 小时,约煲成 1 碗,分 2 次服用。

2. 鲜陈鸭肾消食汤

［作用］健脾和胃,行气消食。

［配方］山楂 10g,麦芽 15g,谷芽 15g,鸡内金 5g,鲜鸭肾 1 个,陈鸭肾 1 个(腊鸭肾),蜜枣 1 枚。

［煎服法］鲜鸭肾洗净切大片,腊鸭肾切大片,一同飞水。与上料同放入锅内,加适量清水,煲 1 小时,约煎成 1 碗半,分 2 次饮用。

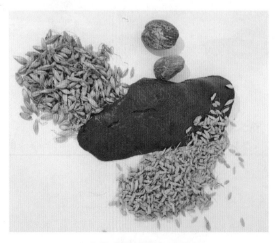

谷麦芽猪横脷汤食材参考

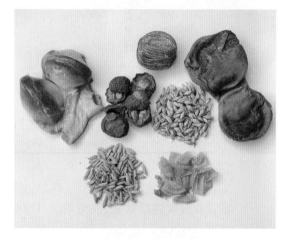

鲜陈鸭肾消食汤食材参考

二、脾胃气虚

【临床症状】食欲欠佳,少食懒言,面色萎黄,精神不振,大便溏薄,夹有未消化食物残渣,舌淡,苔薄,脉缓无力。

【治则】健脾益气,增进食欲。

【推拿处方】补脾经 300 次,逆运内八卦 100 次,掐揉四横纹各 3~5 次,揉外劳宫 100 次,揉中脘 100 次,捏脊 3~5 遍,揉脾俞 100 次,揉胃俞 100 次,按揉足三里各 100 次。

【食疗方】

1. 陈皮牛肉汁

[作用] 健脾行气,增进食欲。

[配方] 牛肉 75g,陈皮 3g。

[煎服法] 牛肉切碎剁烂,与陈皮同放入炖盅内,加约 250ml 开水,隔水炖 1 小时。以少许盐调味,分 2 次饮汤。

2. 四君猪肚汤

[作用] 健脾益气,开胃进食。

[配方] 党参 10g,白术 6g,茯苓 15g,黑枣 3 枚,猪肚约 200g,生姜 1 片。

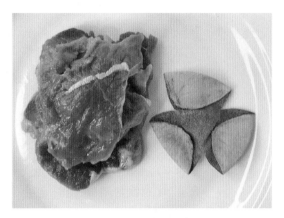

陈皮牛肉汁食材参考

[煎服法] 猪肚洗净飞水去腥臊味,黑枣去核。上料同放入锅内,用适量清水,慢火煲 1~2 小时,煲成 2 碗,以少许盐调味,分 2~3 次服用。

三、脾胃阴虚

【临床症状】食少纳呆,口干舌燥,面色少华无光泽,皮肤干燥,大便干结,舌红苔少或花剥,脉细。

【治则】滋养胃阴,健脾助消化。

【推拿处方】分手阴阳 100 次,揉二马 300 次,补脾经 100 次,清胃经 100 次,揉板门 200 次,运内八卦 100 次,掐揉四横纹各 3~5 次,捏脊 3~5 遍。

【食疗方】

1. 怀山莲子沙参汤

[作用] 养胃阴,益气生津。

[配方] 怀山药 20g,莲子 20g,玉竹 20g,沙参 10g,瘦肉 100g,蜜枣 1 枚。

[煎服法] 怀山药浸泡 4 小时,瘦肉飞水。上料同放入锅内加适量清水,慢火煲 1 小时,约煎成 2 碗,以少许盐调味,分 2~3 次饮用。

2. 太子参怀山瘦肉汤

[作用] 益气养阴,健脾和胃。

[配方] 太子参 10g,怀山药 20g,大枣 3 个,生姜 1 片,瘦肉 100g。

[煎服法] 怀山药浸泡 4 小时,瘦肉飞水,大枣去核。上料同放入锅内,加适量清水,煲 1 小时,约煎成 2 碗。以少许盐调味,分 2~3 次饮用。

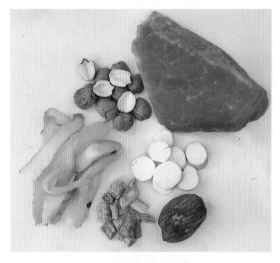

怀山莲子沙参汤食材参考

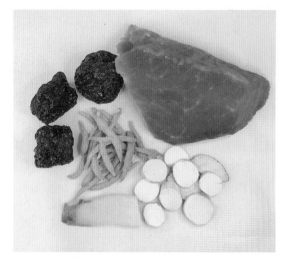

太子参怀山瘦肉汤食材参考

四、注意事项

1. 进食营养丰富易消化的食物,如鱼类、鸡蛋、牛奶等。品种要多样化,以引起其食欲。

2. 科学育儿,注意饮食调节,定时定量。纠正不良饮食习惯,不挑食、偏食,饭前不食甜食及零食。忌食滋滞肥腻食品。

3. 营造良好进食环境,切勿在用餐时批评训斥孩子,要耐心诱导,以免影响食欲。

第八节 积   滞

积滞是小儿胃肠道常见病之一,多表现为不思饮食、食而不化、腹部胀痛、或有呕吐、烦躁不安、大便稀烂等症状。临床常见伤食引起的乳滞和食滞,或脾胃虚损、运化失常引起的积滞。

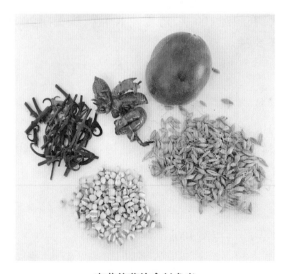

麦芽钩藤饮食材参考

一、乳滞

【临床症状】乳滞由于乳食不当导致,主要表现为不欲吮乳、呕吐乳块、口有乳酸味,或有腹胀痛、大便酸臭。

【治则】健脾,消食,助消化。

【推拿处方】清补脾经 200 次,清胃经 100 次,清大肠 100 次,运内八卦 100 次,推小横纹 100 次,分腹阴阳 100 次,揉足三里各 50 次。

【食疗方】

1. 麦芽钩藤饮

[作用]消乳食积滞,祛风,助消化。

[配方]麦芽 12g,生薏苡仁 12g,钩藤 6g,蝉蜕 4g,罗汉果 1/6 个。

［**煎服法**］麦芽、生薏苡仁浸泡 30 分钟。上料同放入锅内,加适量清水,约煎成大半碗,分 2 次代茶饮。

2. 胡萝卜马蹄粥

［**作用**］清热,消食,开胃利尿。

［**配方**］马蹄 100g,胡萝卜 100g,大米 50g。

［**煎服法**］马蹄去皮拍裂,胡萝卜去皮切片,与大米同放入锅内,加适量清水,煲粥,粥成后可代饭吃,婴幼儿饮粥水。

二、食滞

【**临床症状**】饮食过量,肚腹胀满或腹痛,不思饮食,呕吐未消化食物,烦躁不安,大便臭秽。

【**治则**】消食导滞。

【**推拿处方**】清胃经 200 次,揉板门 200 次,运内八卦 100 次,清大肠 200 次,清天河水 200 次,掐揉四横纹各 3~5 次,推天柱骨 100 次,顺摩腹 3~5 分钟,推下七节骨 200 次。

【**食疗方**】

1. 内金消滞茶

［**作用**］消食健胃,祛湿助消化。

［**配方**］谷芽 15g,麦芽 15g,山楂 10g,鸡内金 5g,火炭母 10g,罗汉果 1/6 个。

［**煎服法**］上料浸泡 30 分钟,放入锅内,加适量清水煲 1 小时,约煎成 1 碗,分 2~3 次饮用。

2. 腐竹白粥

［**作用**］清热利尿,去胃肠积滞。

［**配方**］腐竹 10g,大米 30g。

［**煎服法**］上料洗净,浸泡 30 分钟,放入锅内,加适量清水,煲粥。粥成后,淡食或以少许盐调味,可代饭吃,婴幼儿饮粥水。

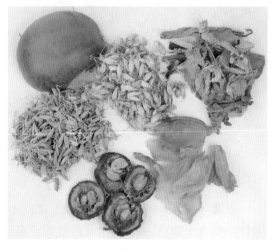

内金消滞茶食材参考

三、脾虚夹滞

【**临床症状**】脾胃虚弱,运化失常,食入的物品不能消化吸收,胸膈饱胀或腹痛,嗳腐气,吐酸水,不思饮食,大便溏薄酸臭。

【**治则**】健脾助运,消补兼施。

【**推拿处方**】补脾经 300 次,揉板门 200 次,运内八卦 100 次,清大肠 100 次,掐揉四横纹各 3~5 次,揉中脘 100 次,捏脊 3~5 遍,揉脾俞 100 次,揉胃俞 100 次,按揉足三里各 100 次。

【**食疗方**】

1. 十谷粥

［**作用**］健脾胃,助消化。

［**配方**］糙米 10g,燕麦 10g,小麦 10g,荞麦 10g,玉米 10g,小米 10g,生薏苡仁 10g,赤小豆 10g,莲子肉 10g,芡实 10g。

［**煎服法**］上料洗净浸泡 2 小时,同放入锅内,加适量清水煲粥。粥成后,以少许盐或糖调

味,分多次食用或代饭吃,婴幼儿饮粥水。

2. 谷麦芽鸭肾汤

[作用]健脾胃,助消化,祛积滞。

[配方]谷芽 15g,麦芽 15g,山楂 10g,鲜鸭肾 1 个,蜜枣 1 枚。

[煎服法]鸭肾剖开,撕下鸭内金洗净。上料同放入锅内,加适量清水,煲 1 小时,约煎成 1 碗,分 2 次饮用。

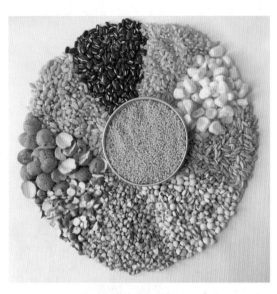 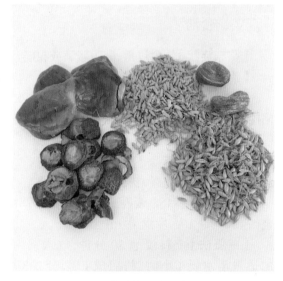

十谷粥食材参考　　　　　　　　　　谷麦芽鸭肾汤食材参考

四、注意事项

1. 腹胀呕吐者,暂时停食数小时,可饮少量温水或淡盐水。

2. 饮食宜清淡,进食易消化的流质或半流质食物。

3. 节制饮食,饮食要定时定量,切勿暴饮暴食。

4. 忌食肥滞、煎炸之品。

第九节 疳 证

疳证也称疳积,多由先天禀赋不足,后天喂养不当,致脾胃运化功能受损,使消化、吸收功能障碍而引起,属于慢性营养性疾病。一般多见于 5 岁以下的小儿。症状轻者称之为疳气,是由肝热夹积滞所致。进一步发展,致脾胃受损较重,气血虚亏而成疳积。这些患儿通过及时调治(可用推拿按摩并配合饮食调理),预后是良好的。

一、疳气

【临床表现】消瘦,食欲不振,疲倦乏力,精神不振,面色无华,烦躁易怒,夜不宁睡,舌淡,苔薄黄。

【治则】清热平肝,消积开胃。

【推拿处方】揉板门 300 次,运内八卦 100 次,掐揉四横纹各 5 次,清补脾经 200 次,清肝经 100 次,清心经 100 次(可两穴联推),清天河水 150 次,捣小天心 50 次,揉中脘 100 次,揉脾俞、胃俞各 100 次,揉足三里各 50 次。

【食疗方】

1. 内金白芍猪横脷汤

[作用]清热平肝,开胃消积。

[配方]谷芽 15g,麦芽 15g,鸡内金 4g,白芍 6g,猪横脷 1/2 条,蜜枣 1 枚。

[煎服法]猪横脷飞水。上料同放入锅内,加适量清水,慢火煲 1 小时,约煎成 1 碗,以少许盐调味,分 2 次饮。

2. 除烦消积饮

[作用]清热除烦,消积滞,健脾开胃。

[配方]独脚金 10g,麦冬 6g,山楂 10g,蜜枣 1 枚,鲜鸭肾 1 个。

[煎服法]鸭肾剖开,撕下鸭内金,去污物洗净。上料同放入锅内,加适量清水,慢火煲 1 小时,约煎成 1 碗半,分 2 次饮。

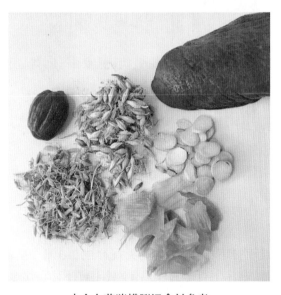

内金白芍猪横脷汤食材参考

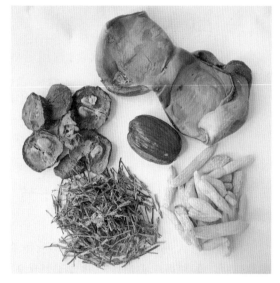

除烦消积饮食材参考

二、疳积

【临床表现】形体消瘦,面色无华,精神萎靡,肌肤干瘦,哭闹无常,不思饮食,甚至腹部胀大,青筋暴露,舌淡,苔薄腻。

【治则】健脾胃,补虚损,消积滞,助消化。

【推拿处方】补脾经 200 次,补肾经 200 次,揉二马 200 次,揉外劳宫 100 次,运内八卦 100 次,清肝经 100 次,揉中脘 100 次,揉脾俞、胃俞各 100 次,揉足三里各 50 次。

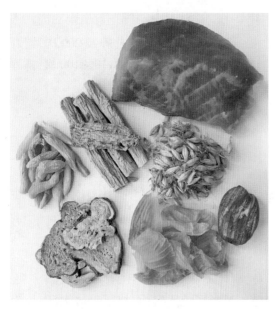

麦麦瘦肉汤食材参考

【食疗方】

1. 麦麦瘦肉汤

[作用]健脾开胃,去疳积,除烦躁。

[配方]党参 10g,麦冬 6g,白术 6g,鸡内金 5g,麦芽 12g,瘦肉 50g,蜜枣 1 枚。

[煎服法]瘦肉飞水。上料同放入锅内,加适量清水,慢火煲 1 小时,约煎成 1 碗,分 2~3 次饮用。

2. 健脾猪肚汤

[作用]健脾和中,助消化,增进食欲。

[配方]猪肚 300g,怀山药 20g,莲子 20g,芡实 20g,陈皮 3g。

[煎服法]猪肚洗净,切大块,飞水;怀山药、莲子、芡实浸泡 2 小时。上料同放入锅内,加适量清水煲 1~2 小时,以盐调味便可食用,或分多次饮汤。

三、注意事项

1. 合理喂养,注意调节饮食,选用营养丰富易消化的食物,如牛奶、燕麦粥、鱼类、蛋类等。

2. 荤素结合,精粗搭配,菜式多样化,以引起食欲。

3. 不宜过饥过饱,餐前不宜食甜食,多食新鲜蔬菜、水果。

4. 多到户外活动,多晒晒太阳,锻炼身体,增强体质。

第十节　便　秘

便秘是指大便秘结不通,干燥坚硬,虽有便意而排不出,大便时间无规律或 2~3 日 1 次,小儿常见。便秘可单独出现或并发于其他疾病中。临床上可分为燥热便秘、阴虚便秘和气虚便秘。

一、燥热便秘

【临床症状】大便干结,排便困难,甚至肛裂出血,间中伴有腹痛。舌质红,舌苔厚腻,脉数。

【治则】清热消积,润肠通便。

【推拿处方】清大肠 200 次,退六腑 300 次,运水入土 200 次,顺摩腹 5 分钟,揉天枢 100 次,推下七节骨 200 次,揉龟尾 100 次,按弦走搓摩 50 次。

【食疗方】

1. 番薯糖水

[作用]清积滞,润肠通便。

[配方]番薯250g,红糖适量。

[煎服法]番薯去皮切小块,放入锅内加适量清水,煮熟后加红糖调味,可代饭吃,或将原条番薯煮熟后作早点吃。

2. 蜜糖银花露

[作用]清热,润肠通便。

[配方]金银花10g,蜜糖约10g。

[煎服法]金银花放入锅内,加适量清水煎20~30分钟,约煎成半碗,待药汤稍凉时,冲入蜜糖,便可饮用。

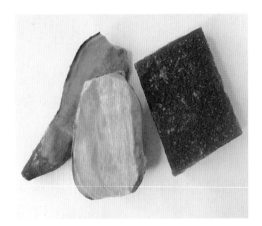

番薯糖水食材参考

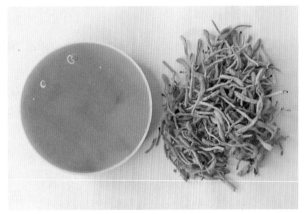

蜜糖银花露食材参考

二、阴虚便秘

【临床症状】大便干结或如羊粪状,排出困难,双颊泛红,渴不多饮,舌苔少,脉细。

【治则】滋养阴津,润肠通便。

【推拿处方】分手阴阳100次,揉二马300次,补小肠100次,清大肠200次,运水入土100次,揉天枢100次,揉肾俞100次,推下七节骨100次,揉龟尾100次。

【食疗方】

1. 芝麻花生糊

[作用]滋养阴津,润肠通便。

[配方]黑芝麻10g,花生20g,黏米粉20g,红糖适量。

[煎服法]黑芝麻、花生分别慢火炒至香脆(切勿炒焦),磨成细末,与黏米粉同放入锅内,加适量清水拌匀,再加入红糖,煮成糊,可作早餐或午餐食用。

2. 蜂蜜冲牛奶

[作用]滋阴,润肠,通便。

[配方]鲜牛奶250ml,蜂蜜约20g。

[煎服法]鲜牛奶煮沸后,待凉加入蜂蜜,便可食用。每日1次,如大便不通,可连服2~3次。

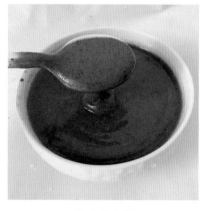
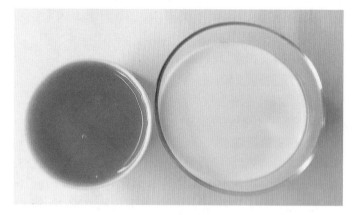

芝麻花生糊　　　　　　　　　　　　　蜂蜜冲牛奶食材参考

三、气虚便秘

【临床症状】大便干结,无力排出,面色苍白,神疲食少,舌质淡红,苔少,脉细。

【治则】健脾益气,润肠通便。

【推拿处方】补脾经 200 次,补肾经 200 次,揉二马 200 次,推三关 100 次,清大肠 200 次,顺摩腹 5 分钟,捏脊 3~5 遍,推下七节骨 100 次,揉足三里各 100 次。

【食疗方】

1. 西洋参炖冰糖

[作用]补气生津,通便。适用于气虚便秘。

[配方]西洋参 3~6g,冰糖约 5g。

[煎服法]西洋参切薄片,与冰糖同放入盅内,加 60~100ml 开水,炖 1 小时,饮参汤。

2. 松子核桃粥

[作用]益气健脾,润肠通便。

[配方]番薯 250g,松子 20g,核桃肉 20g,甜玉米粒 30g,小米 20g,蜜糖适量。

[煎服法]番薯去皮切小块,核桃捣碎,蜜糖备用。上料同放入锅内,加适量清水煲粥。

西洋参炖冰糖食材参考

粥成后稍凉,调入蜜糖,分多次食用。

四、注意事项

1. 饮食营养要平衡,适当增加粗纤维食物,如西梅、大蕉、红薯、藤菜等润肠通便的蔬菜水果。

2. 养成每天定时排便的习惯,热性便秘忌食燥热辛辣食品,虚性便秘忌食生冷瓜果和冰冻饮料。

3. 早上空腹饮 1 杯温开水或淡盐水。

4. 若小儿 2~3 日不排便,可适当选用小儿开塞露,以助其排出干结之硬便。

第十一节　泄　泻

泄泻是小儿消化道常见病,表现为大便稀烂,或水样便,或夹杂未消化的食物残渣或奶块,或伴有腹痛、呕吐、胃纳欠佳等症状。其原因多为内伤饮食引起的食滞泄泻,或感受湿热时邪,或脾胃虚损、运化失常所致。

一、食滞泄泻

【临床症状】饮食过度引起肚腹涨满,一日大便数次,稀烂,或水样便,或夹有食物残渣、奶块,气味酸臭。时有腹痛,痛则欲泻,泻后痛减,食欲不振,舌苔厚。

【治则】消食导滞,利尿止泻。

【推拿处方】清胃经200次,清大肠200次,补脾经200次,揉板门200次,运内八卦100次,顺摩腹3~5分钟,揉天枢100次,推下七节骨100次。

【食疗方】

1. 腐竹白粥

[作用]清热利尿,去胃肠积滞。

[配方]腐竹10g,大米30g。

[煎服法]上料洗净,浸泡30分钟,放入锅内,加适量清水,煲粥。粥成后,淡食或以少许盐调味,可代饭吃,婴幼儿可饮粥水。

2. 藕粉糊

[作用]清热止泻,健胃消食。

[配方]陈藕粉25g,葡萄糖适量(如无葡萄糖可用红糖适量)。

[煎服法]藕粉用少许清水调匀,锅内注入清水约200ml,煮滚后调入藕粉煮熟成糊状,加入葡萄糖,便可食用。如用红糖,将红糖与清水同放入锅内,煮滚待红糖溶化,调入藕粉煮熟成糊状,便可食用。

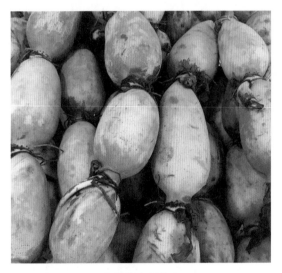

藕粉糊食材参考

二、湿热泄泻

【临床症状】一日腹泻数次,泻下急迫如喷射状,稀水样便或有少许黏液,气味臭秽,常伴有发热,可伴有呕吐,时有腹痛,小便短黄,胃口不佳,舌红苔厚腻,脉数。

【治则】清热祛湿,止泻利尿。

【推拿处方】清大肠200次,清小肠100次,清补脾经200次,运内八卦100次,清天河水100次,顺摩腹3~5分钟,推箕门100次,推下七节骨100次。

【食疗方】

1. 健脾祛湿粥

[作用]健脾祛湿,清热利尿,止腹泻。

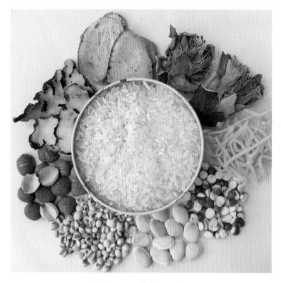

健脾祛湿粥食材参考

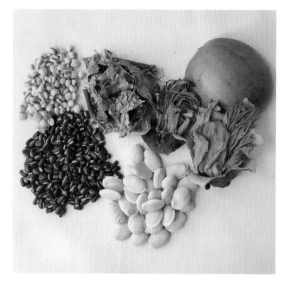

木棉花祛湿茶食材参考

[**配方**] 木棉花 15g,灯心花 2g,猪苓 10g,泽泻 10g,炒白扁豆 20g,芡实 20g,莲子 20g,生薏苡仁 20g,大米 50g。

[**煎服法**] 木棉花、灯心花、猪苓、泽泻洗净后,放入纱布袋中;白扁豆、芡实、生薏苡仁、莲子、大米洗净,浸泡 30 分钟。上料同放入锅内,加适量清水煲粥,粥成后将纱布袋取出,以盐或糖调味,便可食用,婴幼儿可饮粥水。

2. 木棉花祛湿茶

[**作用**] 清热祛湿,健脾利水。

[**配方**] 木棉花 15g,火炭母 10g,白扁豆 15g,赤小豆 15g,生薏苡仁 20g,罗汉果 1/6 个。

[**煎服法**] 上料浸泡 30 分钟,同放入锅内加适量清水,慢火煲 1 小时,约煎成 1 碗,分 2~3 次饮用。

三、脾虚泄泻

【**临床症状**】一般腹泻病程较长,症状时轻时重。一日大便数次,稀溏、色淡不臭,多于食后作泻,或有腹胀腹痛,精神疲倦,胃口欠佳,饮水不多,舌淡红,苔薄白,脉弱。

【**治则**】温中健脾,止泻。

【**推拿处方**】补脾经 300 次,补肾经 300 次,揉外劳宫 100 次,运内八卦 100 次,捏脊 5 次,揉脾俞 100 次,揉胃俞 100 次,揉足三里各 50 次。

【**食疗方**】

1. 莲子芡实粥

[**作用**] 健脾祛湿,止泻。

[**配方**] 莲子 15g,芡实 15g,炒白扁豆 15g,怀山药 15g,炒薏苡仁 15g,大米 30g。

[**煎服法**] 上料浸泡 1 个小时,同放入锅内,加适量清水煲粥。粥成后,以少许盐或糖调味,便可食用。婴幼儿饮粥水。

2. 白醋鸡蛋汤(民间验方)

[**作用**] 收敛止泻。

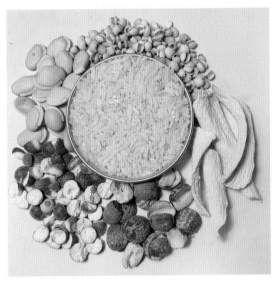

莲子芡实粥食材参考

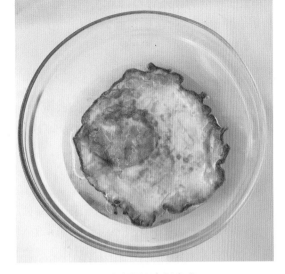

白醋鸡蛋汤食材参考

[配方] 鸡蛋 1 只,白醋 15ml(约 1 汤匙),清水 30ml,葡萄糖适量。

[煎服法] 将铁锅洗净无油腻,烧热后打入鸡蛋,慢火煎至老黄色(只煎一面,切勿将蛋翻转),然后加入白醋,再加少量清水(约 50ml),慢火煮 1~2 分钟,约煎成 1 汤匙,将醋汤倒出,随后加少量开水稀释并加入葡萄糖,即可饮用。饮醋汤,不吃蛋。

四、注意事项

1. 泄泻急性期,宜短暂禁食,以利肠道休息。病情稍缓解后,宜食清淡稀粥或藕粉糊、米汤,要多饮水,或饮口服补液剂。忌食肥腻滋滞食品、鱼汤、生冷瓜果及粗纤维蔬菜;暂不宜食黄豆及其制品,以免增加肠蠕动胀气。

2. 注意饮食卫生,食具要清洁,饮食要定时定量。不要暴饮暴食。腹泻停止后,可进食半流质食物,如咸瘦肉粥、素汤面。泄泻后期宜补脾胃,如食用怀山药、莲子、芡实、白术等汤水。

3. 脾胃虚弱者,平时运用小儿推拿手法,增强脾胃功能。

第十二节　腹　痛

腹痛是小儿时期常见症状,是指腹部疼痛不适。其原因复杂,可轻可重,有外科的急性腹痛,如阑尾炎、肠套叠、肠梗阻等;有内脏器官功能失调引起的腹痛,如消化不良、饮食积滞或感受时邪引起的腹痛,需要认真区分对待,必要时送医院就医,以免延误病情。待排除急腹症引起的腹痛后,对受寒、食积引起的腹痛运用推拿手法和食疗方,有一定效果。

一、受寒腹痛

【临床症状】腹痛阵阵发作,哭叫不止,喜欢用手摸着腹部,手脚冰凉,小便清长,面色苍白,舌淡,舌苔白。

【治则】温中散寒。

【推拿处方】补脾经 200 次,揉一窝风 200 次,揉外劳宫 200 次,推三关 100 次,摩腹 3~5 分钟,拿肚角 3~5 次,横擦脾俞、胃俞至局部发热。

【食疗方】

1. 木香苏叶煎

[作用]祛风散寒,行气止痛。

[配方]苏叶 5g,木香 2g,陈皮 3g,蜜枣半粒或 1 粒。

[煎服法]上料先用水浸泡 30 分钟,同放入锅内,加适量清水,慢火煎 20 分钟,约煎成半碗,分 1~2 次饮。

2. 白术川朴花瘦肉汤

[作用]祛风散寒,行气止痛。

[配方]白术 10g,川朴花 10g,陈皮 3g(后下),瘦肉 50g,蜜枣 1 枚。

[煎服法]瘦肉切块飞水,与上料同放入锅内,加适量清水,煲 1 小时,约煎成 1 碗半,加入陈皮,再煎约 10 分钟,煎成大半碗,分 2 次饮用。

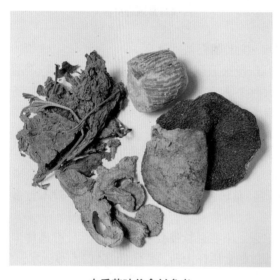

木香苏叶煎食材参考

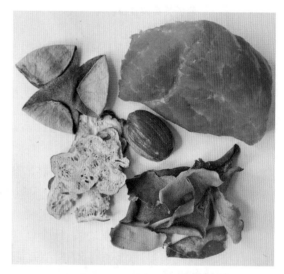

白术川朴花瘦肉汤食材参考

二、食积腹痛

【临床症状】常发生在乳食不节制,暴饮暴食后,表现为腹部胀满,疼痛拒触碰、厌食、恶心呕吐、睡眠欠佳,同时还伴有腹泻或便秘,舌苔厚腻等。

【治则】消食导滞,行气止痛。

【推拿处方】清胃经 200 次,揉板门 200 次,清大肠 200 次,运内八卦 100 次,清补脾经 100 次,揉一窝风 200 次,摩腹 3~5 分钟,拿肚角 3~5 次,按揉足三里各 100 次。

【食疗方】

1. 鸡蛋花乌梅饮

[作用]清热祛湿,消滞开胃。

[配方]鸡蛋花 6g,木棉花 12g,麦芽 12g,谷芽 12g,乌梅 5g,罗汉果 1/6 个。

[煎服法]上料同放入砂锅内,加清水适量,慢火煲 1 小时,约煎成大半碗,分 1~2 次饮用。

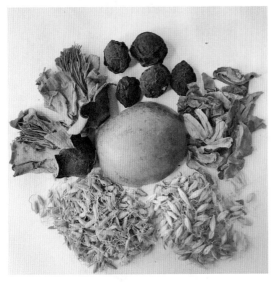

鸡蛋花乌梅饮食材参考

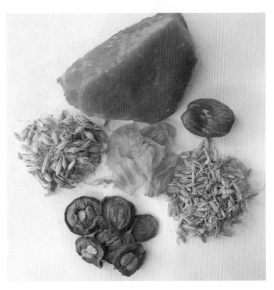

山楂双芽瘦肉汤食材参考

2. 山楂双芽瘦肉汤

[作用]健脾开胃,消滞化积。

[配方]山楂 10g,鸡内金 5g,谷芽 15g,麦芽 15g,瘦肉 50g,蜜枣 1 个。

[煎服法]瘦肉切块飞水,与上料同放入锅内,加适量清水,煲 1 小时,约煎成 1 碗,分 2 次饮用。

三、虚寒腹痛

【临床症状】小儿平素体虚,消化力弱,食欲差,时有腹部隐痛,喜欢温暖的东西贴近腹部,喜欢揉按腹部,面色苍黄,或有腹泻,舌淡红,舌苔薄白。

【治则】补脾祛寒,理气止痛。

【推拿处方】补脾经 200 次,补肾经 200 次,揉一窝风 100 次,揉外劳宫 100 次,揉中脘 100 次,捏脊 5 次,揉脾俞 100 次,揉胃俞 100 次,揉足三里各 50 次。

【食疗方】

1. 参术木香汤

[作用]温脾祛寒,缓急止痛。

[配方]党参 9g,白芍 6g,云苓 15g,白术 6g,黑枣 3 枚,陈皮 3g(后下),木香 4g(后下)。

[煎服法]黑枣去核。上料同放入锅内,加适量清水,慢火煲 1 小时,约煎成 1 碗半,加入陈皮、木香后,再煎约 10 分钟,约煎成大半碗,分 2 次饮用。

2. 砂仁川朴花瘦肉汤

[作用]祛风散寒,理气止痛。

[配方]砂仁 4g,川朴花 10g,陈皮 4g(后下),瘦肉 50g,蜜枣 1 枚。

[煎服法]瘦肉飞水,与上料同放入锅内,加适量清水,慢火煲 1 小时,约煎成 1 碗半,加入陈皮,再煎 10 分钟,煎成大半碗,分 2 次饮用。

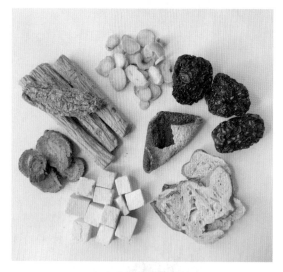

参术木香汤食材参考

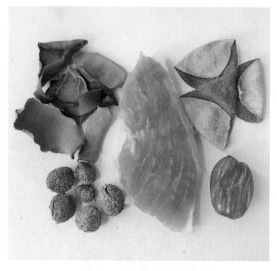

砂仁川朴花瘦肉汤食材参考

四、注意事项

1. 腹痛患儿,需密切注意其精神状态,如果患儿阵发性哭闹,烦躁不安,面色苍白,出冷汗,要及时送医院诊治。

2. 患儿腹部冷冻,喜按,家长可用"保心安油"数滴,滴在手中,双手掌摩擦至发热后,捂在患儿腹部,或用"藿香正气口服液"热敷脐部,疼痛一般会得到缓解。

3. 要注意饮食卫生。饮食不当、消化不良会引起反复腹痛,所以饮食要定时定量,不要暴饮暴食。宜食易消化的流质或半流质食物,如稀粥、麦片粥、素汤面。

4. 寒性腹痛忌食生冷瓜果,冰冻饮料。热性腹痛不宜食辛辣、煎炸、肥滞食品。

第十三节 呕 吐

呕吐是小儿消化系统常见的症状,多由乳食不节或寒热犯胃,使胃的和降功能失调,气机逆行,导致食物由胃经口而吐出于外。临床上以伤食吐、热吐、寒吐 3 种类型多见。

一、伤食吐

【临床症状】小儿脾胃虚弱,若喂养不当,导致食物停留中脘,脾不运化,胃气上逆,呕吐酸腐或未消化食物,口气酸臭,腹胀,大便秘结或腹泻,舌红苔黄,指纹色紫滞。

【治则】健脾,消食,化积。

【推拿处方】清胃经 200 次,揉板门 200 次,运内八卦 200 次,清天河水 100 次,推天柱骨 100 次,揉中脘 100 次,分腹阴阳 100 次,揉足三里各 100 次。

【食疗方】

1. 山楂麦芽内金茶

[作用]健脾消食化积。

[配方]山楂 10g,麦芽 15g,鸡内金 5g,蜜枣 1 枚。

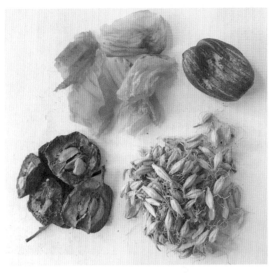

山楂麦芽内金茶食材参考

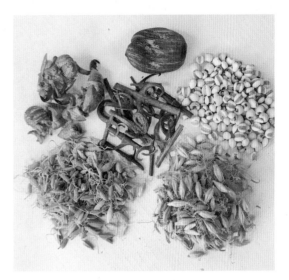

双芽薏仁饮食材参考

[**煎服法**]上料同放入锅内,加适量清水,慢火煲1小时,约煎成1碗,分2次饮用。

2. 双芽薏仁饮

[**作用**]消食健胃,化积滞。

[**配方**]麦芽12g,谷芽12g,钩藤8g,生薏苡仁15g,蝉蜕5g,蜜枣1枚。

[**煎服法**]先将麦芽、谷芽、生薏苡仁浸泡30分钟,与蜜枣同放入锅内,加适量清水,煲30分钟,再加入蝉蜕、钩藤,约煎成大半碗,分2次饮。

二、热吐

【**临床症状**】小儿过食辛辣、煎炸食物,导致热积胃中,上逆呕吐。症状表现为食入即吐,呕吐物酸臭,唇色红,面红,口干,烦躁,大便气味臭秽,小便短黄。

【**治则**】清热,消滞。

【**推拿处方**】清胃经300次,清大肠200次,清天河水200次,退六腑200次,运内八卦100次,推天柱骨200次,推中脘100次,推下七节骨100次。

【**食疗方**】

1. 茅根竹蔗粥

[**作用**]清胃热,消食。

[**配方**]茅根15g,竹蔗250g,大米30g。

[**煎服法**]竹蔗洗净切段切片。上料同放入锅内,加适量清水,煲粥。粥成后,可代饭食,婴幼儿饮粥水。

2. 番薯芥菜汤

[**作用**]清热润肠,通便。

[**配方**]芥菜100g,番薯250g。

[**煎服法**]芥菜洗净切段,番薯去皮切块,同放入锅内,加适量清水,煲至番薯熟透,以少许盐调味,便可食用,婴幼儿饮汤。

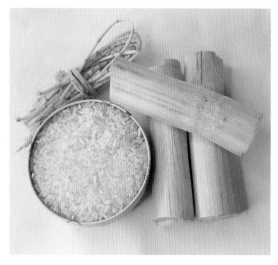

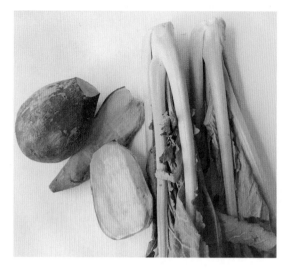

茅根竹蔗粥食材参考

番薯芥菜汤食材参考

三、寒吐

【临床表现】小儿身体素虚,又过食寒凉生冷之物,致使脾不健运,胃失和降,而导致进食后食物停留于中脘,不思饮食,继而呕吐未消化食物,大便溏烂,舌淡,苔白,脉细无力。

【治则】温中散寒,健脾和胃。

【推拿处方】补脾经 300 次,揉外劳宫 100 次,横纹推向板门 200 次,揉右端正 100 次,推天柱骨 200 次,揉中脘 100 次,揉足三里各 50 次。

【食疗方】

1. 陈皮砂仁粥

[作用]温中散寒,健脾和胃。

[配方]陈皮 5g,春砂仁 5~6 粒,大米 30g。

[煎服法]大米洗净浸泡 30 分钟,春砂仁原粒。上料同放入锅内,加适量清水,煲粥。粥成后以少许盐调味,可代饭食,婴幼儿饮粥水。

2. 生姜红糖茶

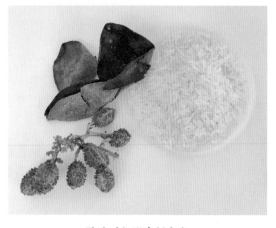

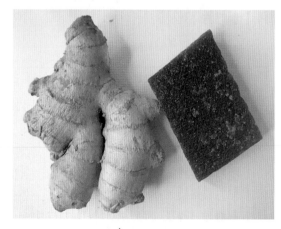

陈皮砂仁粥食材参考

生姜红糖茶食材参考

[作用]温中散寒,和胃止呕。

[配方]生姜约 10~15g,红糖适量。

[煎服法]生姜连皮洗净,切薄片与红糖同放入锅内加适量清水,慢火煲 30 分钟,约煎成半碗,慢慢少量饮之。

四、注意事项

1. 呕吐时要让患儿侧卧,以防呕吐物呛入气管。
2. 呕吐频频的小儿,可短暂禁食数小时。
3. 呕吐缓解后可进食少量流质或半流质食物。
4. 注意饮食卫生,培养小儿定时定量饮食,不挑食,不偏食,不暴食。
5. 体弱小儿不宜过食寒凉生冷或辛辣燥热之品。

第十四节 汗 证

汗证是指小儿在安静状态下、正常环境中全身或局部出汗过多,甚至大汗淋漓的一种病证。汗为阴液,为免津液消耗,需要及时防治。临床常见的有自汗和盗汗。自汗表现为在清醒状态下出汗多,活动则汗出更甚;盗汗是睡时出汗多,醒时汗止。临床上可分为阴虚内热和阳虚卫气不固两种证型。

一、阴虚内热型

【临床症状】睡时出汗多,醒时汗止(盗汗),身体虚弱,精神不振,心烦眠差,手足心热,或伴潮热,舌淡苔少,脉细数。

【治则】滋阴清热。

【推拿处方】分手阴阳 100 次,揉二马 200 次,揉肾顶 200 次,补脾经 100 次,揉板门 100 次,运内八卦 100 次,按揉四横纹 3~5 次,清天河水 200 次,揉足三里各 50 次。

【食疗方】

1. 双根止汗汤

[作用]益气养阴健脾,止自汗盗汗。

[配方]浮小麦 20g,怀山药 20g,糯稻根 15g,麻黄根 10g,煅牡蛎 15g,淡菜 20g,瘦肉 50g。

[煎服法]怀山药浸泡 4 小时,瘦肉飞水,糯稻根洗净。上料同放入锅内,加适量清水,煲 1 小时,约煎成 1 碗半,以少许盐调味,分2~3 次饮用。

2. 浮小麦煲羊肚(民间验方)

[作用]健脾养阴,敛盗汗,治阴虚出汗。

[配方]羊肚 200g,浮小麦 30g。

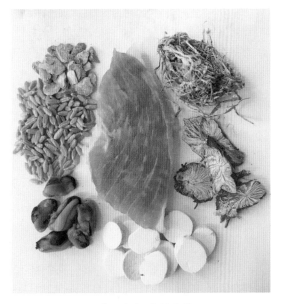

双根止汗汤食材参考

［**煎服法**］羊肚洗净飞水,与浮小麦同放入锅内,加适量清水,煲 1 小时,以盐调味,便可食用。

二、阳虚卫气不固型

【**临床症状**】醒时汗出,动则益甚(自汗),或汗出怕冷,精神疲倦,面色少华,怕冷易咳,食欲不佳。

【**治则**】益气固表,健脾止汗。

【**推拿处方**】补脾经 200 次,补肺经 200 次,补肾经 200 次,揉肾顶 200 次,运内八卦 100 次,揉外劳宫 100 次,揉中脘 100 次,揉足三里各 100 次。

【**食疗方**】

1. 北芪白术汤

［**作用**］益气固表健脾,止自汗盗汗。

［**配方**］北芪 12g,白术 10g,防风 3g,麻黄根 10g,白芍 6g,瘦肉 50g。

［**煎服法**］瘦肉飞水。上料同放入锅内,加适量清水,慢火煲 1 小时,约煎成 1 碗,分 2 次饮用。

2. 五味子白术瘦肉汤

［**作用**］益气健脾,固表止汗。

［**配方**］太子参 10g,白术 8g,五味子 5g,麦冬 5g,糯稻根 12g,黑枣 3 枚,猪瘦肉 50g。

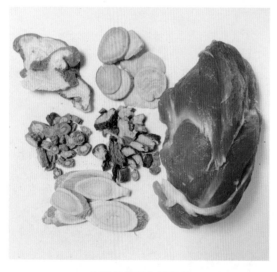
北芪白术汤食材参考

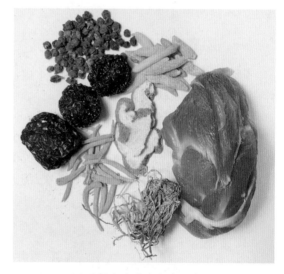
五味子白术瘦肉汤食材参考

［**煎服法**］瘦肉切块飞水,糯稻根洗净,黑枣去核。上料同放入锅内,加适量清水,煲 1 小时,约煎成 1 碗半,分 2~3 次饮汤。

三、注意事项

1. 小儿入睡或睡后 1~2 小时,头颈部有汗出,更换衣服后,汗止。白天饮食精神如常,这是生理性汗出,不用治疗。

2. 小儿出汗过多,汗为阴液,需及时适量补充水分,多饮水,可饮淡盐水,以免耗损津液。

3. 出汗后及时更换衣服，以免受凉。

4. 宜多食营养丰富食品，不宜吃辛辣攻伐之食品和生冷果菜（如葱、辣椒、白菜等）。

第十五节　湿　疹

湿疹是婴幼儿常见的变态反应性皮肤病，其原因复杂，多与身体内蕴湿热，或消化不良，复感风寒、湿热邪气，或接触过敏原（如海鲜、牛奶、花粉、皮毛等）有关。临床以湿热型、脾虚夹湿型、婴儿湿疹较为常见。

一、湿热型

【临床症状】起病急，头、面、手足出现红斑、丘疹，伴有剧痒，抓破后有糜烂、渗溢，合并感染，会有脓疱、脓痂。

【治则】清热解毒，利湿，祛风止痒。

【推拿处方】清补脾 200 次，清肺经 100 次，揉板门 200 次，运内八卦 100 次，推四横纹 100 次，清天河水 200 次，清大肠 100 次，清小肠 100 次，揉足三里各 100 次。

【食疗方】

1. 蝉蜕薏仁蒺藜汤

[作用] 清热利湿，祛风止痒。

[配方] 蝉蜕 5g，白蒺藜 10g，生薏苡仁 15g，赤小豆 15g，罗汉果 1/6 个。

[煎服法] 上料同放入锅内，加适量清水，煲 1 小时，约煎成 1 碗，分 2 次饮用。

2. 双苓解毒汤

[作用] 清热解毒，凉血止痒。

[配方] 土茯苓 15g，云苓 15g，生地黄 10g，蝉蜕 5g，防风 3g，蜜糖约 10ml。

[煎服法] 蜜糖备用。上料浸泡 20 分钟，锅内加适量清水，慢火煲 1 小时，约煎成 1 碗，稍凉后，调入蜜糖。

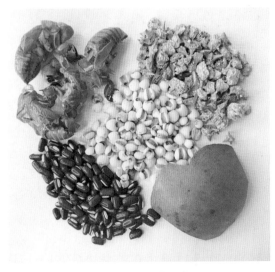

蝉蜕薏仁蒺藜汤食材参考

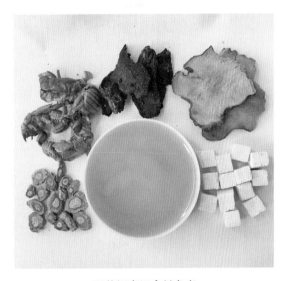

双苓解毒汤食材参考

二、脾虚夹湿型

【临床症状】湿疹反复发作，时间较长。皮肤增厚、粗糙，有鳞屑，瘙痒时轻时重。

【治则】健脾益气，祛风利湿，止痒。

【推拿处方】补脾经200次，清胃经100次，揉板门200次，运内八卦100次，推四横纹100次，清大肠100次，补肾经100次，揉二马100次，揉足三里各100次。

【食疗方】

1. 桑椹首乌汤

［作用］健脾益气，养血祛风，利湿止痒。

［配方］桑椹15g，何首乌10g，防风5g，蒺藜10g，土茯苓10g，瘦肉50g，蜜枣1枚。

［煎服法］瘦肉飞水。上料同放入锅内，加适量清水，煲1小时，约煎成1碗，分2~3次饮。

2. 沙参玉竹百合汤

［作用］益肺气，养阴津，护肤养颜。

［配方］沙参15g，玉竹15g，百合15g，怀山药20g，苹果1个，瘦肉50g。

［煎服法］怀山药先浸泡4小时，苹果去皮去心切块，瘦肉飞水。上料同放入锅内，加适量清水，慢火煲1小时，约煎成1~2碗，以少许盐调味，分多次饮用。

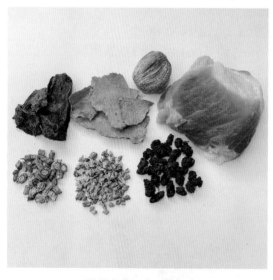

桑椹首乌汤食材参考

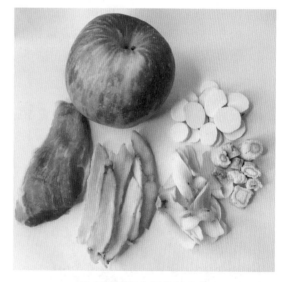

沙参玉竹百合汤食材参考

三、婴儿湿疹（奶癣）

【临床症状】1岁以内的婴儿较为多见，皮疹对称，多见于面部、额部，出现红斑、丘疹，甚至糜烂、渗溢。少部分患儿头皮眉毛处，有黄色脂性痂皮覆盖，伴有瘙痒。

【治则】消滞祛湿，疏风止痒。

【推拿处方】清脾经100次，补脾经50次，清肺经100次，清大肠100次，清小肠100次，清天河水100次，揉中脘50次，揉三阴交各50次，揉曲池50次。

症状改善后改为：补脾经 150 次，清肝经 100 次，补肾经 100 次，揉板门 100 次，运内八卦 50 次，掐揉四横纹 3~5 次，揉小天心 50 次，揉中脘 100 次，揉足三里各 50 次。

【食疗方】

1. 防风钩藤饮

[作用] 清热解毒，疏风止痒。

[配方] 防风 3g，蝉蜕 5g（后下），钩藤 9g（后下），麦芽 12g，生薏苡仁 15g，罗汉果 1/6 个。

[煎服法] 蝉蜕、钩藤先用清水浸泡 20 分钟，其余 3 味药放入锅内，加适量清水，先煲 30 分钟，再入蝉蜕、钩藤，约煎成大半碗，分多次饮用。

2. 土茯苓茵陈茶

[作用] 清热祛湿，解毒止痒。

[配方] 土茯苓 10g，麦芽 12g，太子参 3g，绵茵陈 5g，蜜枣 1 枚。

[煎服法] 前 4 味药洗净，清水浸泡 30 分钟后，放入锅内，再加清水 2 碗、蜜枣，慢火煎 40~50 分钟，约煎成大半碗，分多次饮用。

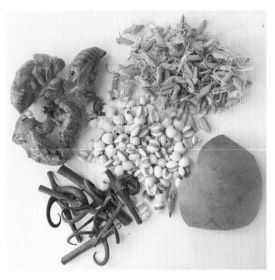 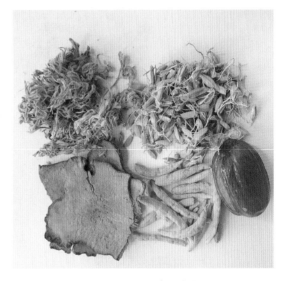

防风钩藤饮食材参考 　　　　土茯苓茵陈茶食材参考

四、注意事项

1. 饮食宜清淡、易消化，忌食辛辣、煎炸、肥腻和刺激性食物。
2. 避免对小儿有明显致敏的食物，如海鲜、虾蟹、牛奶、鸡蛋等。
3. 湿热小儿避免食芒果、菠萝。

附：湿疹外用方

[配方] 黄柏 20g，苦参 20g，大飞扬 20g，蛇床子 15g，地肤子 15g，白鲜皮 15g，荆芥 10g，金银花 10g，防风 10g，薄荷 10g（后下）。

[煎服法] 上料浸泡 15 分钟，用适量清水煲 1 小时，薄荷后下。约煎成 500~750ml，入瓶放在冰箱，可分数日多次外敷或外搽患处，有消炎止痒作用。

注意：湿疹外用方切勿搽面部，忌口服。

第十六节 夜 啼

夜啼是患儿在夜间啼哭不安,有时会间歇发作;有时会持续啼哭,甚至通宵达旦;或者每夜定时啼哭,白天安静如常。这种症状多见于 6 个月以内的婴幼儿。临床常分为感受寒邪、心经积热、突受惊恐、饮食积滞 4 种证型。

一、感受寒邪

【临床症状】小儿禀赋不足,偶因感受风寒,腹部受凉。其症状除啼哭不眠外,还可见唇色和舌质淡白,四肢不温,腹部摸起来冷冻,喜欢趴着睡。

【治则】祛风散寒,温中和胃。

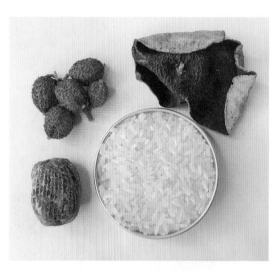

陈皮砂仁炒米粥食材参考

【推拿处方】补脾经 200 次,揉外劳宫 100 次,揉小天心 100 次,平肝清肺 100 次,揉脐 100 次,揉脾俞 100 次,揉胃俞 100 次。

【食疗方】

陈皮砂仁炒米粥

[作用]祛风散寒,温中和胃。

[配方]陈皮 5g,春砂仁 5~6 粒,大米 30g,蜜枣 1 枚。

[煎服法]大米洗净,在铁锅内慢火炒至金黄色;春砂仁原粒,切勿打碎。上料同放入锅内,加适量清水煲粥,粥成后以盐调味食用,婴儿可饮粥水。

二、心经积热

【临床症状】或因乳母平时喜食辛辣香炸之品,移热于小儿,致其心火亢盛,积热,烦躁啼哭,面色及唇色红,尿黄,大便偏干,喜欢仰着睡。

【治则】清热泻火。

【推拿处方】清心经 200 次,清肝经 200 次(可两穴联推),揉小天心 100 次,掐揉五指节 3~5 次,清天河水 200 次,揉内劳宫 100 次。

【食疗方】

淡竹叶麦芽茶

[作用]清心泻火,祛风止痛。

[配方]淡竹叶 5g,钩藤 8g,蝉蜕 5g,麦芽 12g,生薏苡仁 12g,麦冬 4g,罗汉果 1/6 个。

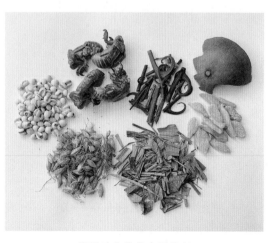

淡竹叶麦芽茶食材参考

[**煎服法**]上料同放入锅内,加适量清水,慢火煎成半碗,分 2 次饮。

三、突受惊恐

【**临床症状**】小儿在安静环境中,突然受到惊吓,致使心神不宁,不能安稳入睡,惊慌易醒,手足乱动,哭闹不安,安抚入睡后,又反复惊醒。

【**治则**】安神定惊。

【**推拿处方**】清肝经 200 次,清心经 200 次,补脾经 200 次,运内八卦 100 次,捣或揉小天心 100 次,掐揉五指节各 3~5 次,揉精宁、威灵各 50 次(可两穴同揉),摩囟门 30 次。

【**食疗方**】

定惊安神饮

[**作用**]镇肝息风,定惊安神。

[**配方**]生龙齿 10g,生石决明 10g,云苓 12g,酸枣仁 5g,百合 10g,桂圆肉 6g。

[**煎服法**]上料同放入锅内,加适量清水,慢火煲 1 小时,约煎成半碗,分 2~3 次饮。

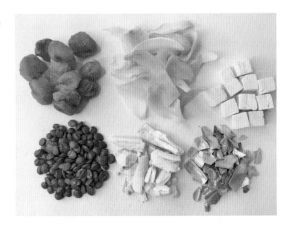

定惊安神饮食材参考

四、饮食积滞

【**临床症状**】婴儿喂养不当,乳母过食辛辣肥腻之品,或婴儿过饱,消化不良,导致胃不和则卧不安。饮食过度,内伤脾胃,不能运化,则肚腹胀满,疼痛不适或呕吐未消化食物,时时啼哭,久久不能安眠。

【**治则**】消食导滞。

【**推拿处方**】清胃经 200 次,揉板门 200 次,清大肠 100 次,掐揉四横纹各 3~5 次,捣或揉小天心 100 次,掐、揉五指节各 3~5 次,猿猴摘果 5~10 次。

【**食疗方**】

莱菔消滞茶

[**作用**]消积滞,和脾胃。

[**配方**]谷芽 12g,麦芽 12g,山楂 10g,莱菔子 10g,钩藤 8g,蝉蜕 3g,蜜枣 1 个。

[**煎服法**]上料同放入锅内,加适量清水,慢火煲 1 小时,约煎成大半碗,分 2 次饮用。

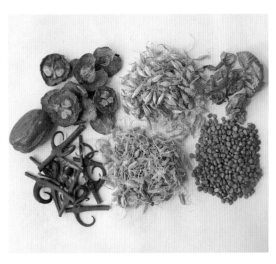

莱菔消滞茶食材参考

五、注意事项

1. 对于新生儿、婴儿,家长要特别注意呵护,防寒保暖,切勿受凉。
2. 乳母不要食过多辛燥、煎炸、肥滞食品,以免移热于婴儿。
3. 注意婴儿饮食卫生,培养定时定量良好饮食习惯,不宜过饱。
4. 居室环境宜清洁安静,勿去人多喧哗的地方,免受惊吓。
5. 保健推拿对夜啼小儿有良好效果,每日 1 次,5 天为 1 个疗程。
6. 婴幼儿囟门未闭,故摸囟门手法一定要轻柔缓和,忌用力按压。

第十七节 遗 尿

　　遗尿是指 3 岁以上小儿在睡眠中经常不自主排尿,醒后方觉,且反复发作的病症,俗称"尿床",轻者隔日或几天 1 次,重者一夜数次。病情反复可延至十几岁,迁延不愈者常常对儿童产生很大的心理压力,影响儿童的身心健康。

　　中医认为,小儿排尿主要有赖于膀胱与肾脏功能的健全与否。临床常见原因为肾气不足,下元虚冷,肾虚不能固摄;或肺虚脾弱而致使膀胱不能制约尿液。

一、肾气不足、下元虚冷型

　　【临床症状】3 岁以上小儿在睡眠中不自主排尿,醒后方知,平时手足冷,胃纳尚好,舌苔白,脉细。

　　【治则】补肾益气,固摄小便。

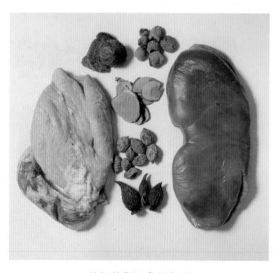

益智补肾汤食材参考

　　【推拿处方】补脾经 200 次,补肾经 200 次,揉外劳宫 100 次,揉百会 50 次,揉丹田 100 次,揉肾俞 100 次,擦八髎至局部透热,揉三阴交 100 次。

　　【食疗方】

　　1. 益智补肾汤

　　[作用]补肾益气,固摄小便。

　　[配方]益智仁 3g,乌药 3g,金樱子 10g,覆盆子 10g,桑螵蛸 10g,猪腰半个,猪小肚(猪膀胱)1 个。

　　[煎服法]猪小肚漂洗干净,猪腰剖开、切去白色筋膜,一同飞水,与上药同放入锅内,加适量清水,慢火煲 1 小时,约煎成 1 碗,以少许盐调味,分 2 次饮用。

2. 肉苁蓉桑螵蛸汤

[作用] 补肾健脾，减少夜尿。

[配方] 肉苁蓉 15g，桑螵蛸 10g，金樱子 10g，覆盆子 10g，芡实 15g，莲子肉 15g，猪腰半个，猪小肚（猪膀胱）1 个。

[煎服法] 猪腰剖开去白色筋膜，猪小肚洗净，一同飞水去腥臊味。莲子肉、芡实浸泡 30 分钟。上料同放入锅内，加适量清水，慢火煲 1 小时，约煎成 1 碗半，加少许盐调味，分 2~3 次服用。

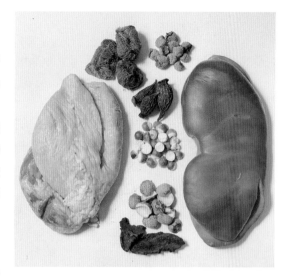

肉苁蓉桑螵蛸汤食材参考

二、肺脾气虚型

【临床症状】小儿因肺虚脾弱，导致膀胱不能制约尿液。睡时遗尿，醒后方觉，胃口欠佳，舌苔薄白，脉弱。

【治则】健脾补肺，固肾，减少小便。

【推拿处方】补脾经 200 次，补肺经 200 次，补肾经 200 次，揉百会 50 次，揉丹田 100 次，揉肾俞 100 次，捏脊 5 遍，揉足三里各 100 次。

【食疗方】

1. 核桃怀山煲猪腰

[作用] 益肺健脾，补肾缩小便。

[配方] 核桃肉 25g，怀山药 20g，芡实 20g，莲子肉 20g，益智仁 3g，猪腰 1/2 个。

[煎服法] 怀山药浸泡 4 小时，莲子、芡实浸泡半小时。猪腰剖开，去白色筋膜，飞水。上料同放入锅内，加适量水，慢火煲 1 小时，约煎成 1 碗半，以少许盐调味，分 2 次饮用。

2. 芡实莲子羊肉汤

[作用] 健脾益气，补肾止遗尿。此汤适合较大小儿冬季食用。

[配方] 羊肉 250g，芡实 20g，莲子肉 20g，生姜 1 片，马蹄 5 个。

[煎服法] 羊肉洗净切块、飞水，马蹄去皮、拍裂，与上料同放入锅内，加适量清水，慢火煲 2 小时，以盐调味，便可食用。

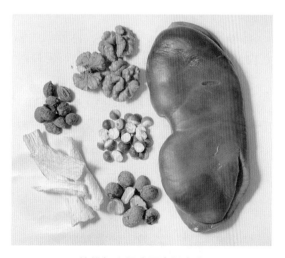

核桃怀山煲猪腰食材参考

三、注意事项

1. 遗尿小儿应少食或不食寒凉生冷瓜果蔬菜。

2. 多食益肺健脾固肾的食物,如芡实、核桃、怀山药、莲子等。睡前不宜喝过多茶水、饮料。

3. 从小培养适时排尿的良好习惯,睡前排空小便,入睡后,家长可根据小儿平日遗尿的时间,提前唤醒排尿,让其逐渐形成自行排尿的习惯。

4. 补肾的汤水不宜在晚间服用。

第十八节　瘦弱小儿的调治

瘦弱小儿一般是指小儿身体虚弱消瘦,体重不达标。临床常见原因可分为 3 种:

（1）营养不良引起的小儿身体瘦弱。由于小儿脾胃虚弱或喂养不当,致使脾胃不能正常吸收消化营养物质,达不到身体所需要的营养而致体弱。

（2）先天禀赋不足,全身各脏器功能薄弱,吸收营养物质少,供不应求而致体弱。

（3）由于多种慢性疾病（如结核、慢性肠炎、寄生虫病等）,影响脾胃吸收消化功能而致体弱。

本节主要介绍营养不良引起的瘦弱小儿的调治。适当运用小儿推拿手法能增强小儿脾胃功能,帮助消化吸收营养,供给全身各器官组织的营养物质,以便促进生长发育,逐渐康复。

【临床症状】小儿身体疲弱,体重不达标,活动过多,消耗体力,睡眠不足,容易疲倦,面色苍白,四肢冷,胃口不佳,摄入营养少,舌苔白,脉细缓。

【治则】温运脾阳,益气养血。

【推拿处方】补脾经 300 次,揉板门 100 次,逆运内八卦 100 次,掐揉四横纹各 3~5 次,揉中脘 100 次,摩腹 3~5 分钟,捏脊 3~5 遍,揉足三里各 100 次。

【食疗方】

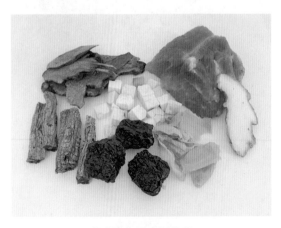
参术瘦肉汤食材参考

1. 参术瘦肉汤

[作用]益气健脾,增进食欲。

[配方]党参 10g,云苓 15g,白术 6g,黑枣 3 枚,鸡内金 5g,瘦肉 50g,生姜 1 片。

[煎服法]瘦肉洗净切块,飞水;黑枣去核。上料同放入锅内,加适量清水,慢火煲 1 小时,以少许盐调味,便可食用。

2. 怀山芡实鸡汤

[作用]滋阴补虚损,健脾开胃。

[配方]鸡胸肉 100g,怀山药 20g,莲子 20g,芡实 20g,玉竹 15g。蜜枣 1~2 枚。

[煎服法]怀山药浸泡 4 小时,莲子、芡实

浸泡 30 分钟。上料同放入锅内,加适量清水,慢火煲 1 小时,以少许盐调味,便可食用。

3. 燕窝炖瘦肉汁

[**作用**]补脾益气,养肺胃阴,开胃进食。适合身体瘦弱,食欲不振之小儿。此炖品用于调理身体,能增强肺脾二脏功能,促进食欲。

[**配方**]燕窝 3~5g,猪瘦肉 20~50g。

1~2 岁小儿用燕窝 3g、猪瘦肉 20g。

3~5 岁小儿用燕窝 5g、猪瘦肉 30g。

[**煎服法**]燕窝先用清水浸泡 4 小时,拣去燕毛杂质;猪瘦肉切块,飞水。上料同放入炖盅内,加入开水 80~120ml,隔水炖 1 小时,以少许盐调味,便可食用。

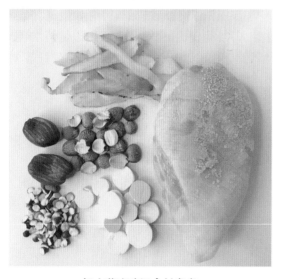
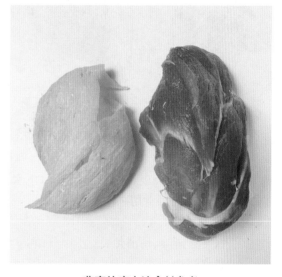

怀山芡实鸡汤食材参考　　　　　　燕窝炖瘦肉汁食材参考

【注意事项】

1. 注意营养供给,食蛋白质含量丰富、较易消化的食物,如鸡蛋、牛奶、瘦肉、鸡肉、鱼类等。

2. 膳食平衡,荤素结合,精粗恰当搭配,菜色多样化,以引起食欲。

3. 供给充足的维生素,多食绿色蔬菜、各种新鲜水果。

第十九节　流涎(滞颐)

口水实际上是由唾液腺分泌的唾液,具有湿润口腔、溶解食物、帮助消化、利于吞咽的作用。初生儿和婴儿由于中枢神经系统和唾液腺分泌唾液的功能不完善,吞咽唾液的功能尚未健全,因而常流口水,这是正常的生理性流涎。

如 6~7 个月的婴儿,在长牙时唾液大量增加,常会流涎,也是正常的生理现象。到 1 岁后,吞咽功能和中枢神经系统功能进一步完善,流涎现象会自然消失。3 岁左右的幼儿,无口腔疾患而流涎者,可能由于先天不足,不能固摄,唾液从口腔内流出,亦有与脾胃虚寒有关而致流涎者。

【临床表现】流涎清稀,面色萎黄,乏力易倦,饮食减少,常流口水。

【治则】健脾益气,固摄升提,止流涎。

【推拿处方】补脾经 300 次,揉掌小横纹 200 次,运土入水 100 次,揉承浆 100 次,揉地仓 100 次,揉足三里各 100 次。

【食疗方】

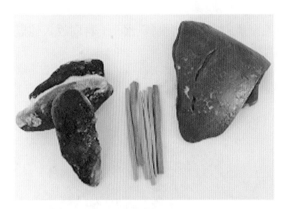

海参檀香猪横脷汤食材参考

1. 海参檀香猪横脷汤(民间验方)

[作用]滋阴健脾,行气,止流涎。

[配方]海参(干品)20g(或用已浸泡好的海参约 100g),猪横脷 1/2 条,檀香 5g。

[煎服法]檀香破成细丝,海参浸泡好,姜葱出水,与猪横脷同放入锅内,用适量清水,慢火煎 1 小时,约煎成大半碗,饮汤,以少许盐调味,每天 1 次,连服 3 天。

2. 参术猪肚汤

[作用]健脾益气和胃,止流涎。

[配方]党参 10g,云苓 12g,白术 6g,黑枣 2 个,陈皮 3g,猪肚 250g。

[煎服法]黑枣切开去核,猪肚洗净飞水。上料同放入锅内,加适量清水,慢火煲 1 小时,以少许盐调味,便可食用。

【注意事项】

1. 饮食宜清淡、易消化。

2. 忌食酸物。

3. 幼儿如有口腔疾患应及时治疗。

4. 不要捏弄小儿颈部、面颊,致使舌下腺、腮腺受刺激,分泌增多而流涎。

第二十节　臀 肌 挛 缩

小儿臀肌挛缩是指因外伤、注射、感染等原因致使臀部肌肉纤维化,造成髋关节屈曲障碍的一组综合症候群。多见于幼儿和青壮年。病因及病理变化是各种急、慢性损伤导致局部组织肿胀、变性、粘连、坏死,从而纤维化致挛缩。若不及时治疗,会影响双下肢,使其发育不平衡,运动失常。推拿改善症状的效果明显。

【临床表现】患儿下肢并拢后下蹲或坐下困难,需要双膝分开才能坐下。行走时,双膝仍需要开翻,呈“八”字步态,而快步时更明显,主动屈髋困难。臀部皮下可摸到坚韧的条索状物,向下、外延至股骨大转子,屈伸髋关节时该条索状物在大转子表面滑动并有弹响声,时伴有疼痛。

【治疗原则】舒筋解挛,活血通络。

【方法】

1. 在臀大肌、臀中肌,先施用滚法、揉法,然后在扪及的条索状肌肉上施以弹拨法,后沿肌肉方向施以推揉。

2. 酌情选环跳、殷门、承扶、阳陵泉、阿是穴等穴位予以按揉。

3. 患儿取仰卧位，术者位于其侧，一手扶膝，另一手扶髋，双手协助，使患儿髋部被动屈曲、内收、旋转、外展，特别在屈曲、内收位可酌情加力，操作 3~5 次。

【注意事项】

1. 该病患儿大部分有臀肌注射病史，若临床需要肌内注射者，家长可在患儿肌内注射后用热毛巾或热水袋，在慎防烫伤的基础上给予热敷，以促进局部血液循环。

2. 发现病情应及早到医院治疗。家长可在医生指导下，做屈伸髋关节的辅助治疗。

第二十一节　脊　柱　侧　弯

脊柱侧弯又称脊柱侧凸，属于一种脊柱的三维排列异常。正常人的脊柱从后面看应该是一条直线，且躯干两侧对称。脊柱侧弯患者则部分脊柱偏离中线，使脊柱向侧方弯曲成弧形或 "S" 形。该病可大致分为先天性脊柱侧弯、特发性脊柱侧弯、退行性脊柱侧弯、神经肌肉型脊柱侧弯等。其中，特发性脊柱侧弯约占 85%，大多数儿童及青少年患者属于这一类，女孩多于男孩。轻度脊柱侧弯不引起任何症状，严重者可引起内脏功能紊乱，如心功能受损等。

【病因】发病原因尚未明确，可能与先天脊柱发育不良，或受其他疾病影响继发神经肌肉损害，或营养不良等因素有关。而以儿童及青少年为主的特发性脊柱侧弯，其病因可能与遗传、激素影响、幼儿时缺钙、营养不良、长期坐姿不正确或长期一侧背负重物（如书包）等因素有关。

【临床表现】早期脊柱侧弯的外观并不明显，家长难以发现。较明显的患儿，家长在小儿脱衣服时，会发现其两侧肩膀高低不一，两侧肩胛骨位置也不对称，或肋骨有不对称突出，甚至骨盆有倾斜，腰部横纹不对称等。

【临床检查】

1. 医生通过查体（如站姿观察、前屈试验等）初步判断患儿脊柱是否侧弯。

2. 医生为患儿进行颈椎至骨盆的站立位脊柱全长 X 线检查，以观察侧弯程度，Cobb 角大于 $10°$ 以上者可确诊为该病。部分患者需要磁共振成像（MRI）检查，以排除神经肌肉系统疾病引起的继发性侧弯。

【治疗】脊柱侧弯的治疗分为手术治疗和非手术治疗。手术治疗通常针对侧弯 $40°$ ~$50°$ 以上的患者。轻、中度患者以保守治疗为主，但需要密切观察，若病情快速进展则需要接受手术治疗。保守治疗中，手法治疗、支具治疗及运动治疗是最为常用的方法。

1. 手法治疗

（1）治疗原则：舒筋通络，矫正畸形。

（2）家庭治疗

1）推脊：患儿取俯卧位，医者站于患儿头前或其一侧，用手掌面沿脊柱自上而下做推法，可操作数遍。

2）揉脊：医者用掌根揉小儿脊柱两侧肌肉 3~5 分钟，上下往返，也可以拇指揉华佗夹脊穴及背俞穴。

3）按揉肩外俞：医者用拇指螺纹面在小儿第 1 胸椎下旁开 3 寸的肩外俞按揉 1~2 分钟。

4）按揉天宗：医者用拇指螺纹面在小儿肩胛骨冈下窝中央的天宗穴按揉 1~2 分钟。

（3）专业治疗

1）理筋：凹侧肌肉可用揉法、㨰法等轻柔手法予以舒缓；凸侧肌肉选取弹拨、点按等较为刺激的手法予以强壮。

2）正脊：患儿取坐位，两手交叉相扣抱住后枕部。医者站于患儿身后，用一手顶住偏歪的胸椎或腰椎棘旁，另一手从小儿腋下穿过并用手掌按住其颈项部，嘱小儿慢慢弯腰、前屈，再做最大限度的旋转扳动。注意，正脊治疗只能由医生操作，治疗频次要由医生安排。

2. 支具治疗

本病患儿早期可通过穿量身定做的支具进行矫正治疗，以防止侧弯加重。支具治疗适用于侧弯 20°~40°，脊柱韧性较好，还处于生长发育时期的青少年患者；如果骨骼已发育成熟，则不再适合。20° 以下的侧弯患者，只需要观察，若过度使用支具也会限制青少年的胸廓发育。

3. 运动治疗

患儿可在医生指导下，根据脊柱侧弯的方向、程度，学习一些个性化的功能锻炼，如护脊操，以矫正脊柱两旁肌力的不平衡，增强脊柱的稳定性，从而达到辅助治疗的目的。

第二十二节　肌性斜颈

肌性斜颈是一侧胸锁乳突肌挛缩造成头向一侧偏斜的病症，是新生儿及婴幼儿最常见的肌肉骨骼系统先天性疾病之一。

病因尚未确定，大多数认为与产伤、胎位不正、脐带绕颈、血供障碍、静脉回流受阻、遗传、肌纤维炎等有关。

本病病理是患侧胸锁乳突肌发生纤维性挛缩，起初可见纤维细胞增生和肌纤维变性，最终全部为结缔组织所代替。

【临床表现】大部分患先天性肌性斜颈的婴儿，出生时颈部并无异常，但有部分已经表现出大小脸。出生后 2~3 周时，开始出现隆起的索带状呈纤维瘤样硬结，随后可逐渐增大，约半数患儿在 4~5 个月内可自行消退。硬结消失后肌肉开始挛缩。胸锁乳突肌被下拉向锁骨和胸骨方向，使头向患侧偏歪、前倾，患侧肩部抬高，颜面转向健侧，头颈部活动受限。

【治疗】该病以推拿按摩作为首选疗法。

治则：活血化瘀，舒筋活络，消肿散结。

操作方法：

（1）揉桥弓：患儿仰卧位，推拿者用拇指或食、中、无名三指揉患侧胸锁乳突肌 2~3 分钟。

（2）拿桥弓：用拇指与食、中二指对称用力，拿捏患侧胸锁乳突肌 2~3 分钟。

（3）推桥弓：用拇指或食、中二指沿桥弓自上而下推之。

（4）扳颈法：用一手扶患侧肩膀，另一手扶小儿头顶，使患儿头部逐渐向健侧肩部倾斜，让健侧耳朵尽量贴近健侧肩峰，反复数次。

（5）再次揉患侧胸锁乳突肌。

（6）多指拿揉肩井穴数次。

【注意事项】

1. 尽量做到早发现、早治疗,这对婴儿的预后至关重要。

2. 操作时局部可放滑石粉或 BB 油等介质,以避免擦破皮肤。

3. 嘱咐家长注意在日常生活中(如喂奶、怀抱、睡觉时)采用与斜颈相反的方向摆姿势,以帮助纠正斜颈。用玩具、灯光吸引其注意力,使小儿头部向歪斜相反的方向旋转;睡眠时,将沙袋放在头部患侧旁以帮助纠正斜颈。

4. 保守治疗 6 个月以后,若无明显改善,可考虑手术治疗。

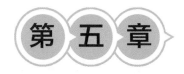

小儿营养素及常用食物、药物的性味功能

第一节　各类营养素的来源和缺乏症状

营养素是维持人体生命、生存和健康的物质基础,是从食物中取得的人体所必需的各种营养物质。人体必需的营养素有 6 类:水、蛋白质、脂肪、糖类(碳水化合物)、矿物质(常量元素和微量元素)和维生素。这些营养素通过机体的消化吸收,转变为身体所需的能量和各种营养物质,使小儿有健壮的身体、聪明的智力和较强的免疫功能,促使小儿健康成长。

(一)水

(1)水的功能:水是人体不可缺乏的物质,是构成身体组织的重要成分。它把各种营养物质输送到全身各组织器官,又把体内排泄的废物运送出去,促进新陈代谢,调节体温。故小儿必需饮足量的水。

(2)水的来源:从日常生活中饮水、吃奶、喝汤供给身体足量的水分。

(3)水缺乏:水是人体不可缺少的物质,它的重要性仅次于空气。小儿缺水,皮肤弹性减弱,尿少,便秘,甚至会造成水和电解质紊乱。

(二)蛋白质

(1)蛋白质的功能:蛋白质是构成身体各器官和体液的重要成分,又是热量的来源。

(2)蛋白质的来源

1)动物性蛋白质

乳类:人奶、牛奶、羊奶等。

蛋类:鸡蛋、鸭蛋、鹌鹑蛋等。

肉类:猪肉、牛肉、羊肉、鸡肉、鸭肉、鹅肉等。

鱼类:淡水鱼(草鱼、大头鱼、鲫鱼等)、海鱼等。

2)植物性蛋白质

谷类:燕麦、大米、小米、玉米等。

豆类:大豆、黑豆、扁豆等。

坚果类:花生、腰果、核桃等。

(3)小儿蛋白质缺乏:导致生长发育迟缓,体重减轻,易发生贫血,抵抗力降低,病后体能恢复慢;严重者会导致营养不良、水肿。

(三)脂肪

(1)脂肪的功能:脂肪是构成人体组织细胞的重要成分之一,是人体热量的主要来源。

（2）脂肪的来源：脂肪主要由膳食中的脂肪供给,部分由碳水化合物和蛋白质合成。

1）动物脂肪：猪油、肥肉、牛油、鱼油、鱼肝油。

2）植物脂肪：花生油、豆油、玉米油、芝麻油、食用调和油。

（3）小儿脂肪缺乏：婴幼儿脂肪缺乏,会影响生长发育,体重不增,影响脂溶性维生素的吸收,并可引起佝偻病。

（四）糖类（碳水化合物）

（1）糖类的功能：是人体热量的主要来源,还有保护肝脏和解毒的作用。

（2）糖类的来源：主要来自五谷类如大米、面粉、燕麦、玉米、薯类等;其次是食糖（如白糖、红糖、冰糖等）。

（3）糖类缺乏：会影响婴幼儿的生长发育,体重减轻,血糖过低,容易疲劳。

（五）矿物质

矿物质的来源：人体内含有20多种常用元素,除碳、氢、氧、氮外,其他元素统称矿物质,又称无机盐。矿物质有常量元素和微量元素之分。常量元素在体内含量较多,占人体总重量的万分之一以上,如钙、钾、钠、镁等。微量元素在体内含量很少,占人体总重量万分之一以下,如锌、铁、碘、磷等,其含量虽然很少,但它们都是人体内必需的元素。这些元素不能在体内合成。除排泄外,不能在体内代谢过程中消失。

1. 钙

钙是人体内最丰富的元素之一、是构成骨骼和牙齿的重要成分。人体内99%的钙存在于骨骼和牙齿中。

（1）钙的来源：食物中含钙丰富的食品有乳类（人乳、牛乳、羊乳）、海产品（虾皮、蚝、海带、紫菜等）、豆类（黄豆、豆浆、豆腐）、蔬菜（白菜、菠菜、芹菜、油菜）等。这些食物含钙量都较为丰富。但需注意,过量的草酸、植酸、纤维素会妨碍钙的吸收。

（2）小儿缺钙：缺钙会影响婴幼儿、儿童生长发育,导致骨质疏松;严重缺钙,小儿易患佝偻病、肌肉痉挛（抽筋）。

2. 磷

磷是构成骨骼、牙齿、细胞核、细胞质和各种酶的主要成分。磷能促进体内葡萄糖、脂肪与蛋白质的代谢,维持体内酸碱平衡。

（1）磷的来源：磷广泛存在于乳类、蛋类、肉类、鱼类、豆类和谷物中。

（2）小儿缺磷：磷在膳食中不缺乏,广泛存在于食物中。小儿不偏食、不挑食,一般不缺磷。缺磷会造成骨骼、牙齿发育不正常,易患佝偻病。

3. 铁

铁是人体必需的微量元素之一,在组织呼吸、生物氧化过程中起着极为重要的作用。此外,铁还是维持人体正常生命活动的酶系统的组成成分。

（1）铁的来源：动物的肝脏、瘦肉和动物的血（猪血、鸡血）中的铁,容易被人体吸收。蛋黄含铁量也高,婴儿易吸收。其他食物如谷类、豆类、水果、绿叶蔬菜、黑木耳等,也含有铁质。

（2）小儿缺铁：缺铁会引起缺铁性贫血,影响小儿生长发育。

4. 锌

锌能促进小儿生长发育,增进味觉和食欲,提高免疫力。

（1）锌的来源：含锌量丰富的食物有肉类、鱼类、动物的肝肾、海产品（如蚝豉、蚌）。植物性食物含锌量较少。蔬菜、面粉含少量锌。

（2）小儿缺锌：缺锌会导致小儿生长发育迟缓，味觉降低，食欲减退，皮肤粗糙，甚至大脑发育不良。

5. 碘

碘是人体必需的微量元素，可维持甲状腺的正常功能，维持婴幼儿、小儿的大脑生长发育正常。食物中的碘化物在消化道内几乎完全被吸收。

（1）碘的来源：主要来自食物，每日膳食最好使用加碘的食盐、含碘丰富的食物（如紫菜、海带、贝壳、海产等）。

（2）小儿缺碘：婴儿缺碘，会导致大脑发育障碍，以致发育不正常，生长迟缓、个子矮小、智力低下。缺碘还会引起甲状腺功能减退。

6. 锰

锰是人体必需的微量元素，能促进儿童生长发育，能起到抗氧化、抗疲劳的作用。

（1）锰的来源：锰广泛存在于食物中。含锰丰富的食物有小麦胚粉、燕麦片、黄豆及其制品、扁豆、黑木耳、冬菇、莲子、花生、核桃等。

（2）小儿缺锰：缺锰会使小儿生长发育迟滞，智力减退，多动好动。

7. 镁

镁对维持人的生命活动、身体健康、防治疾病都起着重要作用，如帮助构成骨骼、牙齿，维持神经、肌肉的正常功能。

（1）镁的来源：镁主要来自食物，饮水尤为重要，多饮用符合标准的自来水，或间断饮用矿泉水。含镁丰富的食物有海参、鲍鱼、虾皮、乳类、燕麦片、小米、花生、芝麻、黄花菜和绿色蔬菜。

（2）小儿缺镁：婴儿缺镁会出现低镁性手足抽搐症，甚至惊厥。

（六）维生素

维生素是维持人体正常生命活动所必需的一类营养素，在人体生长发育和调节生理功能中起到重要作用。它主要由外界供给。

1. 维生素 A

维生素 A 维持正常视觉，维持皮肤健全，可帮助骨骼、牙齿发育。

（1）维生素 A 的来源：动物的肝肾、鱼肝油、乳类、蛋黄、鱼类。植物中，胡萝卜、绿色蔬菜也含维生素 A。

（2）小儿维生素 A 缺乏：会使视力降低，皮肤干燥，生长发育也会受阻。

2. 维生素 B_1（硫胺素）

维生素 B_1 能维护神经、心脏的正常活动，促进糖类代谢，增强消化功能。

（1）维生素 B_1 的来源：瘦肉、肝、蛋黄、乳类、米、面等含维生素 B_1 十分丰富。

（2）小儿维生素 B_1 缺乏：早期出现易疲倦、消化不良、体重减轻。严重缺乏者，易导致脚气、浮肿。

3. 维生素 C（抗坏血酸）

维生素 C 能增强抗病能力，促进伤口愈合，维持牙齿、骨骼、血液、肌肉的正常功能。

（1）维生素 C 的来源：维生素 C 在新鲜蔬菜水果中含量丰富，如猕猴桃、橙、番茄等。

（2）小儿维生素 C 缺乏：维生素 C 缺乏容易造成牙龈肿胀出血、皮下出血、紫癜、伤口愈合减慢、抗病能力差，容易感染，严重时会引起坏血病。

4. 维生素 D（骨化醇）

维生素 D 对骨骼的生长起着极其重要的作用。它能促进钙和磷在肠道内的吸收与骨中钙的沉积,有利于骨的钙化,促进牙齿和骨骼的正常生长。

（1）维生素 D 的来源:鱼肝油含维生素 D 丰富,动物的肝、蛋类中含量也较高。人的皮肤下储存维生素 D_3 原,在日光照射下转变为维生素 D 而被吸收,所以小儿要多晒晒太阳。

（2）小儿维生素 D 缺乏:易患佝偻病、婴儿手足搐搦症、生长障碍、骨软化症。

注意:维生素 D 也不能长期过量服用。

第二节　小儿食疗配方常用食物

五谷类

名称	性味	功能	应用
大米（粳米）	甘,平	补中益气,和脾胃,强身健骨	作主粮用 煮粥:有和脾胃、清热利尿之作用
糯米	甘,温	补中益气,暖脾胃,缩小便	作主粮用 炖糯米饭:温养胃气,治胃寒,夜多小便 **注意:糯米性温黏滞,脾胃消化力弱者及小儿不宜多食**
小麦	甘,凉	养心气,疏肝气,厚肠胃	小麦面粉作主粮用,可制作多样糕点 小麦粥:养心气,清气除烦
大麦	甘,平	益气调中,开胃消食	大麦磨粉可作粮食或制作糕点
燕麦	甘,平	健脾胃,壮筋骨	燕麦片粥:健脾胃,通利二便 燕麦粉:制作各式糕点
小米	甘,平	益脾胃,养肾气,清胃热,利小便	小米粥:开胃,清热,利尿 小米绿豆粥:清热、健脾、祛湿,为夏季清凉饮料佳品
玉米	甘,平	补中益胃,利尿	可做主粮 玉米芯、玉米须适量煎水代茶饮,有利尿消肿的作用

豆类

名称	性味	功能	应用
黄豆（大豆）	甘,平、微寒	补脾益胃,利尿消水肿	黄豆可制成多种食品,如豆腐、豆浆、豆油、大豆芽菜等 黄豆酸梅汤:可治扁桃体炎、喉炎
豆腐	甘,微寒	益气和胃,清热利尿	可制作各款菜式

续表

名称	性味	功能	应用
豆浆	甘,微寒	补虚和胃,清热,利尿	可做日常饮料,有补虚、清热、利尿作用
黑豆	甘,凉	炒黑豆:性温热,补脾肾、益气补血、明目 生黑豆:性偏寒,能利水消肿	炒黑豆有滋养补血作用,对体弱贫血小儿可配瘦肉或鸡肉煲汤。但不宜多食,以免生热滞病
绿豆	甘,寒	清热解毒,利水消肿,消暑止渴	绿豆糖水:夏季常食,可预防和治疗痱子、生疮,亦可预防中暑 绿豆海带粥:开胃消食、清热解暑、除烦止渴 **注意:脾胃虚弱,夜多小便者,不宜多食绿豆**
赤小豆	甘,微寒	清热利湿,消肿排脓,健脾胃	赤小豆粥:健脾祛湿,利水止泻,治湿热泄泻 赤小豆常与清热利湿中药配伍 **注意:赤小豆性善下行,通利水道,小便清长者不宜用**
红豆	甘,平	健脾胃,养血,补肾生精髓	红豆乃豆中之佳品,可作菜、作糕、作粮 红豆粥:温脾胃,补血
眉豆(扁豆)	甘,平	暖脾胃,益肾气,消水肿	眉豆配大米煮饭、煮粥均可 眉豆饭:益气,补脾肾,消水肿 眉豆鲫鱼汤:健脾益气,消水肿

果品类

名称	性味	功能	应用
西瓜	甘,寒	清暑热,除烦,生津止渴,利尿	西瓜是清凉佳果。夏季常吃西瓜,能消暑清热、生津止渴 西瓜能清热利尿。膀胱炎、尿道炎、小便频数、尿痛者,可多食西瓜 **注意:西瓜性寒凉,体质虚寒、脾胃弱者不宜多食**
香蕉	甘,寒	清热润肺,利大肠,除烦渴	生食香蕉 1~2 根,能清热通便,治大便秘结 香蕉炖冰糖:清热润肺,治肺热燥咳、便秘 **注意:脾胃虚寒、大便稀溏者,不宜吃香蕉**
大蕉(芭蕉)	甘、微酸,平	和脾胃,清热润肠	大蕉 1~2 根,空腹吃,能润肠通便,治大便秘结
甘蔗	甘,平	和胃醒脾,除烦热,生津止渴	甘蔗汁:清热润肺,和胃止渴 甘蔗粥:养阴清热,润心肺,和脾胃,利水 治热性病后期的口舌干燥、食欲不振、大便秘结
竹蔗	甘,凉	清热润肺,生津止渴,解毒利尿	竹蔗水:有清热润肺、生津止渴功效 茅根竹蔗水:有清热、解毒、利尿的作用。治急性膀胱炎、尿道炎,亦可用于麻疹、水痘的辅助治疗

续表

名称	性味	功能	应用
马蹄	甘,寒、滑	清热润燥,消食积,化痰	马蹄用途广泛,可作果、作菜、作药 马蹄粥:能清胃肠热滞、利尿 马蹄粉糖水:清热润喉,并治暑天湿热泄泻 **注意:马蹄味甘,其性寒滑,削胃火,故脾胃虚弱、夜多小便者,不宜吃**
木瓜 (番木瓜)	甘,平、微寒	健胃,消肉食积滞,润肺止咳	鲜熟木瓜随量食之,能消肉食积滞(即食肉类过多,胸膈饱滞,消化不良) 熟木瓜炖冰糖:能清热润肺,治肺热燥咳
梨	甘、微酸,性寒	清心润肺,消痰降火,生津止渴	雪梨粥:清心开胃、除烦热、利尿,治小儿烦热、口渴、小便短黄或口舌生疮 雪梨干:常与中药配伍,治肺热咳嗽、咽喉肿痛、声嘶失音 适量食雪梨:生津止渴,除烦热,利大小便
苹果	甘、微酸,平	健脾和胃,生津止渴	炖苹果泥:能清肠止泻,治婴幼儿轻度腹泻 苹果含丰富维生素C和微量元素锌,常吃有健脑益智作用
荔枝	甘、微酸,温	**鲜荔枝肉:**益气,补脾,养血,生津 **干荔枝肉:**温肾补脾	荔枝大枣饮:功能补脾养血,治体质虚弱、贫血 **注意:肝火热盛者,不宜多食荔枝。小儿痘疮忌食荔枝。过量食用荔枝或会发生荔枝病**
龙眼 (桂圆肉)	鲜果甘,平; 桂圆甘,温	补心安神,长智,益脾养血	桂圆肉是滋补强壮养血之佳品,常用作炖品、煲汤的配料 圆肉鸡蛋黄汤:能宁心安神、补益气血,治疗贫血、病后虚弱、精神短少 圆肉莲子百合羹:能补心安神、养血益智 **注意:实热、火盛、痰饮者不宜多食龙眼**
甜橙	甘、微酸,平	润肺生津,止咳化痰,消食	炖盐橙:能润肺止咳、化痰 饭后吃鲜橙1~2个,可助消化
柑	甘、微酸,微温	生津止渴,利肠胃	柑是优质水果,适量食用,可助消化,生津止渴 **注意:过量食柑,易生湿热**
橘	甘,微温	**甜橘:**润肺止咳 **酸橘:**消食,生津止渴	糖橘饼:润肺止咳 **注意:多食酸橘,滞肺气,易生痰**
柚子	甘、微酸,寒	润肺止咳,健胃消食	沙田柚肉:有润肺止咳作用,肺燥咳者,可适量食用
柑橘	甘、酸、微辛,微温	化痰下气,消食生津	陈年咸柑橘捣烂,开水冲服,徐徐饮之,能化痰下气、止咳,治喉炎 甘草金橘:作凉果食,能化痰止咳

续表

名称	性味	功能	应用
柠檬	酸,平	行气健胃,生津止渴,化痰	柠檬鲜果汁:能生津止渴、消暑除烦,治咽喉痛 柠檬茶:解渴,健胃,消食
葡萄	甘、微酸,平	益气补血,生津止渴	葡萄营养丰富,是果中佳品。常食葡萄,可益气养血。葡萄干对体弱者尤为适宜 **注意:咳嗽痰多者,暂不宜食**
黄皮	甘、微酸,平	生津止渴,健胃助消化,顺气,化痰,止咳	生食黄皮数个,有生津止渴功用,治烦热口干渴 甘草黄皮:健胃止咳化痰
柿	甘、涩,寒	柿分红柿和水柿(即灰柿),两者功用基本相同,都能润肺生津、清热解渴	食鲜柿子 1~2 个,有润心肺、清肠胃、通大便的作用 **注意:空腹时不宜多食柿,以免患"柿石症"**
菠萝(凤梨)	甘、酸,微寒	清热解暑,生津止渴,开胃消食,通利大小便	生鲜菠萝:能清热解暑、除烦、生津止渴 菠萝炒鸭(或鸡)片,是一款美味佳肴,可醒脾、开胃助膳 **注意:①胃肠有湿热者,不宜多食菠萝;②对菠萝过敏者不宜食;③生鲜菠萝食用前用盐水浸泡几分钟**
杨桃(阳桃、五敛子)	甘、微酸,平	清肺胃热,消食,下气,除痰,生津止渴	食阳桃 1~2 个,能帮助消化、除口气、通大便,治胃热、口疮
枇杷果	甘、微酸,平	润肺,止咳,生津止渴	枇杷果对肺热咳嗽、肺燥咯血有辅助治疗作用 作果品食,能和胃生津
芒果	甘、酸,凉,气香	润肺化痰,生津止渴	作果品食,生津止渴 甘草芒果干:生津,和胃 **注意:胃寒滞或胃肠湿热者,不宜多食芒果**
车厘子(樱桃)	甘,温	补中益气,补血,健脾和胃,生津止渴	作水果食:车厘子含丰富的铁元素,可预防和改善缺铁性贫血
番石榴	甘、涩,平	收敛止泻	生食番石榴数个,治泄泻 **注意:①多食番石榴容易引起便秘;②实热积滞及大便秘结者,不宜多食**
桃	甘,微温	润肺止咳,生津通便	水蜜桃果大、肉厚、味甜,肺燥咳、大便不畅者宜食
李子	甘、酸	生津止渴	作果品食,多用来制作凉果 **注意:鲜李子不宜多食,易损齿、伤胃**

名称	性味	功能	应用
猕猴桃（奇异果）	甘、微酸，寒	生津止渴，解热助消化	猕猴桃含丰富的维生素C，有帮助排铅毒作用作果品食，可帮助消化
哈密瓜	甘，微寒	清暑热，生津止渴，利小便	适量食哈密瓜，能生津止渴、清暑热、除烦、利小便。口苦咽干、口鼻生疮宜适量吃哈密瓜
橄榄	酸、甘、涩，平	清热解毒，利咽喉，生津止渴	橄榄嚼汁，徐徐吞之，治咽喉炎、咽痛声嘶 **注意：胃寒痛者不宜食橄榄**
人心果	甘，平	清心润肺，止咳化痰，利咽喉	熟透的人心果鲜果：润肺生津、润喉 人心果瘦肉汤：润肺止咳，治干咳无痰或咽喉干
核桃	甘，平、温	补气养血，温脾肾，纳气，平喘，健脑益智，润肠通便	核桃是一种滋养强壮的食品，适量常食有补脑益智、强壮筋骨之效。可每日适量食用 **注意：痰多积热者不宜多食**
栗子	甘，温	益肾气，厚肠胃，壮腰膝，强筋骨	栗子熟食，益气健脾，对肾虚脾弱、消瘦乏力者，可作为辅助治疗 栗子粥：能健脾开胃、强筋补肾 **注意：栗子虽有健脾补肾之功，但多食易滞气，尤其胃弱、胃酸过多者，不宜多食**
椰子	甘，平，气香 椰子水：甘，凉	椰子肉：补气养颜 椰子水：清肺胃热，消暑解渴	椰子肉甘香，作果品食；椰子水清热解渴，可作清凉饮料。椰子可配肉类（如鸡肉等）煲汤或做炖品 椰子炖鸡：补气养颜 **注意：椰子肉难消化，不宜多食**
花生	甘，平	醒脾和胃，养血止血，养眼益智	花生红枣煲鸡蛋：养血、补虚、滋润养颜 花生衣红枣汤：能补血、养血、止血，治血小板减少性紫癜 **注意：①脾胃虚弱，消化不良者，不宜多食花生；②发霉花生千万不能吃**
芝麻	甘，平	补肝肾，养血，通血脉，益智，润肌肤，润肠通便	芝麻有黑白两种：食用黑、白芝麻均可。药用以黑芝麻较佳 芝麻糊：养血，润肌肤，润肠通便 芝麻酱：甘香可口，益气养血 **注意：大便溏泻、皮肤热毒、疮疡湿疹者不宜食用**

蔬菜类

名称	性味	功能	应用
生姜	辛,微温	祛风散寒发汗,健胃止呕,增进食欲	生姜作调味料,可用醋、盐、糖腌制。可作菜、作果、入药 红糖姜汤:治风寒感冒、胃寒呕吐 生姜煎蛋汤:能祛风散寒、暖胃、除痰、止咳,治风寒咳嗽、胃寒呕吐 **注意:生姜宜少量食,若久食、多食,会积热、咽喉痛**
芫荽 (香菜)	辛,微温	醒脾调中,健胃消食,透疹	香菜鱼片汤:清喉开音,治声嘶 香菜煮水加米酒外洗:解表透疹,治麻疹、疹出不畅
冬瓜	甘,微寒	清暑热,除烦渴,利水消肿	冬瓜为夏天清凉食品 冬瓜炖蝉蜕:清暑退热,治久热不退 冬瓜煲粥:清热解暑,助消化 **注意:冬瓜味甘,微寒带有冷利之性,脾胃虚寒、身体虚弱者不宜多食**
节瓜	甘,平	消暑解渴,清脾胃热,健胃	节瓜煲汤清暑解渴,有预防暑热病的作用 节瓜鲩鱼汤:清暑解渴,清脾胃热,开胃助膳
丝瓜	甘,寒	清热凉血,通经络,利关节,除口臭	丝瓜汤:清肺胃热,除口臭,利尿 丝瓜肉片汤:清热健胃,清淡爽口,增进食欲 **注意:虚寒者不宜多食**
黄瓜(青瓜)	甘,凉	清热解渴,利尿	黄瓜可作果、作菜、生吃凉拌。腌制成酸黄瓜,均爽口开胃 生吃黄瓜:清凉解渴,清肺胃热 老黄瓜煲汤:清热消暑,利尿,除烦 **注意:脾胃虚寒及疥疮患者,不宜多食。多食黄瓜易生湿热、泄泻**
白瓜	甘,平	益肠胃,除烦热,利小便	白瓜可生食作果,亦可炒食或煮汤 白瓜肉片汤:清润,益肠胃,助膳
南瓜	甘,平、微温	益肠胃,驱虫	南瓜味甘可口,可作菜,又可作粮,如南瓜糊、南瓜粥 南瓜子有驱虫作用 **注意:南瓜生湿热,湿毒疥疮者不宜多食**
茄子	甘,寒、滑	清热,利水消肿	茄子含维生素P较多,可预防毛细血管脆裂出血 白茄瓜干煎水代茶(民间验方):消肿利尿,治疗慢性肾炎、水肿 **注意:茄子性寒或利,体虚冷者不宜多食**
豆角	甘,平	健脾和胃,补肾固涩	常见青豆角、白豆角两种,功用基本相同,脾胃虚弱、饮食少者可常食;肾虚不摄,小便多者,可选豆角作菜食

续表

名称	性味	功能	应用
番茄 （西红柿）	甘、酸，微寒	健脾开胃，消滞，生津止渴，润肠通便	番茄营养丰富，含较多维生素C，可作果、作菜，生、熟食均宜。小儿常食，能开胃消食、健脾
白菜 （小白菜）	甘，凉	清肺胃热，消食，通利大小便	白菜可炒或煮汤 白菜蜜枣汤：可清肺胃热、除痰，治肺热痰火、咳嗽、胃热、口苦、口干或咽喉痛 白菜干粥：能清胃肠热滞、通利大小便 **注意：脾胃虚寒者不宜多食**
大白菜 （绍菜）	甘，微寒	养胃，清热，利尿	大白菜可炒食或煮汤，如瘦肉片炒大白菜，开胃助膳 **注意：多食生寒湿**
菜心	甘，平	清热，和胃消食，通利大便	素炒菜心：清热消食、爽口助膳 菜心肉片汤：清热和胃
芥菜	甘、辛、微苦，凉	宣肺豁痰，发汗清热，解暑利小便	芥菜汤：清热、化痰、利小便 芥菜煲番薯：能发表解汗、清热解暑，可用于暑热病的辅助治疗 **注意：芥菜气辛耗散，哮喘、盗汗、体虚脾弱者不宜多食**
西洋菜	甘，微寒	清肺胃热，润肺祛痰，利尿	西洋菜蜜枣汤：能清热润肺、祛痰止咳，治肺热咳嗽 西洋菜生鱼瘦肉汤：能清热润肺，可用于肺结核的辅助食疗 **注意：肺胃虚寒者不宜多食**
菠菜	甘，凉、滑利	清胃肠热，润燥通便	菠菜炒食可减少滑利之性 菠菜汤：清肠通便，肠热便秘者宜食 **注意：菠菜滑利，脾肾虚弱者，不宜多食** **菠菜含草酸较多，不宜与豆腐同煮**
空心菜	甘，凉	清热凉血，解毒利尿	炒食或煮汤均可 空心菜汤：清肠胃热，利尿 空心菜炒食可减寒凉之性 **注意：虚寒者不宜多食空心菜，以防引起抽筋**
苋菜	甘，凉	清热，利大小便	苋菜用蒜头炒食，性较和平，煮汤带冷利之性。肝火风热上扰、目赤目痛、大小便不利者，宜食苋菜汤 **注意：苋菜寒削，脾虚胃寒者不宜多食**
马齿苋	甘、酸、涩，寒	清利湿热，凉血解毒	马齿苋汤：能清胃肠湿热，亦可用于急性肠炎及湿热痢的辅助治疗

名称	性味	功能	应用
生菜	甘,凉	和胃消食,利大小便	生菜生吃,脆嫩清甜爽口,亦可炒食或煮汤 生菜鱼片粥:消食开胃,解渴利尿
椰菜花	甘,平	清热,健胃	可炒可煮,如肉片炒椰菜花:清热健胃,爽口助膳
茼蒿	甘、辛,平	理气暖胃,助消化	茼蒿菜可炒食或煮汤
藤菜(潺菜)	甘,寒、滑	清热,祛暑湿,润肠通便	潺菜汤:去肠胃湿热,滑肠,通利大小便 **注意:潺菜性寒滑利,脾胃虚寒者不宜多食**
枸杞菜	甘,微凉	清肝热,和脾胃	枸杞菜猪肝汤:清肝明目
萝卜(莱菔)	甘、辛,凉	清肺胃热,消食化积,下气化痰,止咳	萝卜川贝淡菜瘦肉汤(久煎3~4小时):能清肺胃热、下气化痰,治肺热咳嗽、气逆痰黄 萝卜汤:有助消化作用。多食肥腻肉类、煎炸食品,致肚腹胀满、口鼻灼热、大小便不畅者,可饮此汤 **注意:①萝卜寒凉下气,脾虚寒者不宜多食;②服用人参及滋补药品期间,不宜食萝卜**
胡萝卜	甘、辛,平	开胃消食,清肠胃,利尿,透解麻疹、水痘热毒	胡萝卜含大量胡萝卜素,对皮肤粗糙、夜盲症、小儿佝偻病、缺锌症等有辅助治疗作用 胡萝卜煲冰糖:能清肠胃、消食,治小儿口疮溃疡有效 胡萝卜香菜马蹄汤:透解麻疹,可用于麻疹的辅助治疗
番薯	甘,平	健脾胃,益气力,通便	番薯糖水:健脾胃,润燥,通便 **注意:胃酸过多者,不宜多食**
土豆	甘,平	健脾益气,厚肠胃	土豆营养丰富,可代粮,亦可作菜 土豆番茄排骨汤:开胃,健脾益气力 土豆烧牛肉:健脾益气,开胃助膳 **注意:土豆发芽或皮色变绿时,含有大量"龙葵碱"毒素,食后会引起恶心、呕吐、头晕、腹泻等中毒症状**
粉葛	甘、辛,凉	解肌发表,清热除烦,生津止渴	煲老粉葛汤:清热去胃热郁火,利尿。治口苦、口臭、小便短黄 鲮鱼粉葛汤:清凉甘润,滋养筋脉,去骨火疼痛
莲藕	生藕甘凉;熟藕甘温	生藕:清热、凉血、化瘀 熟藕:补益脾胃、补血	生藕汁:有止血功效,能够止血而不留瘀,治热性病所致的吐血、咯血、便血 莲藕猪骨绿豆蜜枣汤:补益脾胃,补血通气,开胃进食
藕节	甘、涩,平	收敛止血,活血散瘀	小儿流鼻血:用藕节白茅根蜜枣煎水代茶,有止鼻血效用

名称	性味	功能	应用
银耳(雪耳)	甘,平、微凉	滋阴润肺,养颜清肠	银耳炖瘦肉:润肺,补脾开胃;治口干渴、食欲不振、大便秘结 银耳炖冰糖:滋阴润肺,清燥止咳;治肺燥干咳无痰
香菇(冬菇)	甘,平,气香	滋阴益气,健脾开胃	香菇猪骨汤:健脾胃,益气力;促进儿童骨骼生长发育,可预防佝偻病 香菇肉饼:健脾开胃,助膳
黄花菜(金针菜)	甘,凉	清热除烦,平肝,安神,健脑益智	黄花菜煲青皮鸭蛋［黄花菜(干品)15g,青皮鸭蛋1个,蜜枣2枚］有预防扁桃体发炎的功效 黄花菜瘦肉汤:治小儿肝火烦躁 **注意:鲜黄花菜含有"秋水仙碱",易引起食物中毒,出现恶心、呕吐、腹痛、腹泻。所以,一般不宜食新鲜黄花菜。加工后的干黄花菜,因其经蒸后晒干,所含致毒物质已被破坏,适量食之不会中毒**
紫菜	甘、咸,寒	清热化痰,软坚散结	紫菜营养丰富,含碘量较多,但其性寒凉,最好配肉类、鱼类、蛋类 紫菜瘦肉汤:清热化痰,软坚散结;治痰火核、单纯性甲状腺肿 紫菜泥鳅汤:清肝热,健脾胃;治小儿肝热烦躁 **注意:紫菜性寒凉,体虚者不宜多食**
海带	咸,寒	清热,软坚散结	海带含碘量较多,儿童适当食用,可补充身体所需的碘 海带绿豆糖水:清热消暑,可作夏天的清凉饮料 **注意:海带性寒凉,脾胃虚寒者不宜多食**

禽畜类

名称	性味	功能	应用
母鸡	甘,平	益气养血,健脾胃	母鸡肉性平和,善补五脏 清炖鸡汁:益气养血,健脾胃;体弱小儿可常吃 参芪炖鸡:补气血,健脾胃,壮筋骨;身体虚弱、贫血小儿,可适量食用
鸡蛋	甘,平	益气养血,宁心安神	鸡蛋是小儿最佳的营养食品,可每日适当食用 **注意:鸡蛋不宜生吃**

续表

名称	性味	功能	应用
鸭	甘、咸,平	滋阴补虚,清肺利水	老鸭滋阴、清肺之力好,故煲汤宜用老鸭 冬瓜煲老鸭:健脾开胃、清暑利尿,是夏季清润汤水 **注意:鸭肉肥腻滋阴,多食气滞,故外感未清、大便溏烂者不宜食**
鸭蛋	甘、咸,平	补虚损,滋阴清肺	黄花菜煲青皮鸭蛋:清热除烦,对预防扁桃体炎有一定功效
鹅	甘,平	滋阴益气补虚	鹅肉滋阴益气,大补五脏,体虚者可适当食用 **注意:鹅肉肥腻,湿热内蕴者少食,患疮毒痼疾者不宜多食**
鸽子	乳鸽:甘,平 老鸽:偏燥火	滋阴益气,补脾肺,解毒消疮	乳鸽煲绿豆:能滋阴、清热解毒、消疮,治小儿体弱、疖疮痱子频发 淮杞炖乳鸽:用于病后体虚,食欲不振 **注意:乳鸽煲绿豆在疖疮痱子未发之前服食才有预防作用**
鹧鸪	甘,温	补五脏,益气力,化积痰	玉竹法半夏煲鹧鸪:润肺消痰,治肺虚久咳、痰多 **注意:鹧鸪不可与竹笋同食**
鹌鹑	甘,平	益气健脾,壮筋骨	鹌鹑性平和,小儿体弱贫血者适宜食用 怀山莲子炖鹌鹑:健脾益气,开胃助膳
鹌鹑蛋	甘,平	补益气血,宁心安神	滋补营养佳品 莲子百合煲鹌鹑蛋:补益气血,宁心安神
猪肉	甘,平	补中益气,健脾胃,润肌肤	猪肉营养丰富,是日常主要肉食之一 猪瘦肉汁:能健脾益气、滋养五脏,小儿体弱贫血、食欲不振、汗多者可适量饮用 沙参玉竹百合蜜枣煲猪瘦肉汤:能补脾益胃、滋润肌肤,日常适当食用可护肤养颜
猪心	甘,平	养心血,宁心安神,定惊	百合桂圆肉煲猪心:宁心安神
猪肺	甘,微寒	补肺润肺	南杏北杏猪肺汤:补肺润肺,化痰止咳;治肺虚咳嗽 白菜罗汉果煲猪肺汤:清热润肺;治肺热咳嗽、痰稠
猪肝	甘、微苦,温	补肝养血明目	猪肝汁:补血养血,治贫血头晕,小儿适量食用可预防缺铁性贫血 淮杞炖猪肝:补肝养血,明目;治疗贫血眼蒙 **注意:猪肝性温燥,易动肝火,若小儿肝火盛、烦躁则暂不宜食**
猪腰	甘、咸,平	补肾气,通膀胱	可以作菜炒食或配中药煎汤 猪腰配金樱子、覆盆子等治小儿遗尿

续表

名称	性味	功能	应用
猪胰 （猪横脷）	甘，平	健脾，开胃消食	谷麦芽煲猪横脷：健脾胃，治食欲不振、胃纳欠佳 莲子芡实煲猪横脷：补脾开胃，固肾；治脾虚所致食欲不振、大便稀烂
猪肚	甘，平	健脾开胃，助消化	怀山莲子薏米煲猪肚：补脾健胃、祛湿利水，治脾胃虚弱所致食欲不振、大便烂、小便少
猪小肚（猪膀胱）	甘、咸，微寒	补膀胱，缩小便，通淋	金樱子桑螵蛸白果煲猪小肚：能固肾、缩小便，治疗小儿遗尿 车前草煲猪小肚：清热利尿，治泌尿系感染，小便频数尿痛
猪骨	甘，寒	壮筋骨，益气力	猪骨煲汤：常吃能促进儿童生长发育 芡实猪骨汤：健脾补肾，可用于小儿佝偻病的辅助治疗
牛肉	黄牛肉：甘，温 水牛肉：甘，平	补脾胃，益精血，壮筋骨	牛肉专补脾胃，气血不足者常食能益气健身 牛肉汁：体弱气虚贫血者，宜适当食之 玉竹煲牛展肉：健脾胃、补肺、止盗汗，治肺虚咳嗽、脾虚盗汗 **注意：牛肉燥热，疮毒、湿疹瘙痒者不宜食，咽喉肿痛、胃肠湿热者不宜多食**
牛乳（牛奶）	甘，微寒	健脾胃，养心肺，润肤养颜，润肠通便	牛奶营养丰富，容易吸收，是小儿最佳营养食品 **注意：脾胃虚寒泄泻者不宜多食**
羊肉	甘，温	温中壮阳，益气血，驱寒冷，健体力	羊肉是一种滋养强壮食品，恰当配用药物烹调，其效力更佳 羊肉配生姜怀山杞子炖汤：能益气血、温中散寒，是冬季补身佳品 **注意：感冒发热及疮毒患者不宜食羊肉**
羊奶	甘，温	润心肺，益精气	羊奶与牛奶所含的营养成分基本相同，然而羊奶的蛋白质、钙、磷和维生素C的含量略高于牛奶，又无结核菌污染，因此小儿食用羊奶优于牛奶。肾炎患者常食，有辅助治疗作用

水产类

名称	性味	功能	应用
鲩鱼（草鱼）	甘，微温	补益气血，暖胃和中	鲩鱼是日常生活中常食的鱼类之一，其肉爽滑，可清蒸、可炆、可做汤 节瓜鲩鱼尾汤：健脾祛湿，开胃助膳；夏季气候炎热，胃口欠佳时，可食用此汤
鳙鱼（大头鱼）	甘，温	温中暖胃，补虚损	鳙鱼是日常生活中常食的鱼类之一，可清蒸、可炆、可做汤 黑皮青豆煲鱼头汤：能祛风补血，治贫血眩晕

续表

名称	性味	功能	应用
鲫鱼	甘,平	补气血,健脾胃,利水消肿	鲫鱼味鲜,是鱼类佳品之一,可清蒸、可做汤 绵茵陈煲鲫鱼汤:能祛湿热、利水退黄,对急性黄疸性肝炎有一定效果 赤小豆煲鲫鱼:能健脾胃、利水消肿,治脚气、肾炎水肿
泥鳅	甘,平	暖中益气,治盗汗,健脑益智	泥鳅紫菜汤:能清肝热、健脾胃、益智,治小儿肝热烦躁。日常食用,健脑益智
鲈鱼	甘,平	益肝肾,和肠胃,健筋骨	鲈鱼肉味鲜,可清蒸或红烧,常食补益健身
黄花鱼	甘,平	开胃益气,补虚益精	黄花鱼味鲜、滋补健身,身体虚弱和消瘦者宜适当食之
生鱼(乌鱼)	甘,寒	补益脾胃,健体力,利水消肿,生肌	清炖生鱼:是滋养强壮的清补食品。对病后、手术后体虚者,能促进身体康复和伤口愈合。对慢性溃疡病、结核病也有辅助治疗作用 西洋菜生鱼汤:能清肺热、润肺燥,对肺结核有辅助治疗作用
鲍鱼	甘、咸,平	滋阴养血,柔肝潜阳,益精明目	鲍鱼是一种滋养强壮食品 鲍鱼煲汤:可用于平时调补身体,也可用于结核病的辅助治疗 鲍鱼煲瘦肉:能滋阴养血、益肺肾,治食欲不振、肾虚夜多小便 石决明是鲍鱼的贝壳,有清肝潜阳、明目退翳作用,多入药 **注意:感冒咳嗽者不宜饮鲍鱼汤。鲍鱼肉难消化,胃痛者只宜饮汤,不宜多吃鲍鱼肉**
淡菜	咸,平	补肝肾,益精血,止盗汗	淡菜不燥不腻,老幼皆宜食用 莲子芡实淡菜瘦肉汤:能健脾止汗,治小儿脾虚多汗
海参	甘、咸,平	补肾益精,滋阴润燥	海参是秋冬季节调补身体的佳品,对病后体虚,调理身体尤为适宜 海参炖瘦肉:能补肾益精,滋阴润燥,是秋冬季节调补身体的佳品
鱼肚(花胶)	甘,平	滋阴补肾,固精,健肺,养血,滋养筋脉	花胶常用于肾虚体弱、肝肾不足、眼蒙头晕、肺病等 花胶的种类很多,常用的有鳝肚、白花胶、黄花鱼肚、鳙鱼鳔胶(鱼白) 花胶炖鸡:能滋阴固肾、健脾养血,常用于调补肺肾虚弱、治疗盗汗 鱼肚瘦肉汤:能养血、滋润筋脉、明目,常用于肝肾不足所致眼蒙、小儿身体瘦弱的调补

续表

名称	性味	功能	应用
干贝 （江珧柱）	甘、咸，平	滋阴补肾，益精血，和胃调中	江珧柱味道极鲜，性味和平；脾胃虚弱、胃纳欠佳、病后体弱者，适当食用 江珧柱瘦肉汤：能滋阴补肾、健脾胃，是小儿调理身体的佳品，饮汤即可 江珧柱瘦肉炢鸡蛋：健脾开胃，清淡可口，是小儿日常食用的佳品（珧柱用量要适当，不宜过多）
蛤蚧	咸，平	补脾固肾，益精助阳，纳气定喘	蛤蚧常用于肺肾气虚喘咳 蛤蚧瘦肉汤：能益肺固肾、纳气，治体弱肺虚、久咳久喘
牡蛎 （蚝）	咸，平	滋阴潜阳，软坚散结，化痰，除虚热	蚝豉瘦肉汤：补肾益精，养血。蚝豉含锌量较高，小儿缺锌厌食者，可饮此汤作辅助治疗 皮蛋蚝豉咸瘦肉粥：能健脾开胃、清热降火，治病后体虚食欲不振或虚火牙痛，健康儿童亦可常吃
虾	甘，温	补肾壮阳，益脾胃，托痘疮	虾肉营养丰富，味道鲜美，可炒可蒸，是小儿喜爱的食品 虾皮蒸鸡蛋：补中壮筋骨，适当食用，可预防小儿佝偻病 注意：虾易发疥疮，皮肤湿疹、瘙痒、疮毒者，不宜多食

第三节　小儿食疗配方常用药物

名称	性味	功能	应用
党参	甘，微温	补中益气，健脾胃	常用于各种气虚证，如党参云苓白术猪横脷汤，能补中益气、健脾祛湿，治疗小儿脾虚、有湿、食欲不振
西洋参 （花旗参）	甘、微苦，凉	益气生津，养阴清热	西洋参炖瘦肉：益气生津、健脾开胃，治疗小儿脾虚肺弱、食欲不振、口干喜饮
太子参	甘、微苦，平	健脾益气，益阴生津	太子参煲瘦肉：健脾益气，治小儿脾胃虚弱、胃口欠佳 太子参谷麦芽鸭肾汤：健脾开胃
白术	甘、微苦，温	补脾益气，固表止汗	白术党参大枣瘦肉汤：补中益气，健脾，开胃 白术北芪浮小麦汤：补气健脾，固表止汗
北芪	甘，微温	补脾益气，固表止汗，托疮排脓	北芪白术怀山瘦肉汤：补气健脾、固表，治盗汗、自汗
燕窝	甘，平	养肺胃阴，补脾开胃	燕窝是一种滋养强壮食品，补而不燥，对肺脾气虚、身体瘦弱的小儿尤为适宜 燕窝炖瘦肉汁：健脾益肺，治小儿脾胃虚弱、食欲不振、盗汗

续表

名称	性味	功能	应用
冬虫夏草（冬虫草）	甘,平	滋阴,补益肺肾,镇静安神	冬虫草炖瘦肉:能补益肺肾、安神,对体弱小儿或病后体虚者尤为适合,并提高人体免疫力
沙参	甘,微寒	滋阴润肺,养胃生津	沙参玉竹瘦肉汤:益气生津,增强肺脾功能,治疗肺脾气虚咳嗽患者 **注意:感冒时不宜食用**
玉竹	甘,微寒	滋阴润燥,清热生津	玉竹苹果瘦肉汤:能养阴润燥、健胃生津,秋季气候干燥时,适宜用来调补身体
怀山药（怀山）	甘,平	益肺补脾,滋养肺阴,健脾止泻	怀山粥:健脾止泻,治脾虚泄泻 怀山冰糖水:治小儿口腔溃疡,促进愈合
茯苓（云苓）	甘,平	健脾祛湿,宁心安神,利尿	云苓白术浮小麦猪心汤:能健脾祛湿、宁心安神,治小儿惊恐、夜不宁睡
黑枣	甘,微温	补脾,养血,健胃	作滋补汤或炖品的配料,如党参云苓白术瘦肉汤加黑枣
蜜枣	甘,平	清心润肺	常用于清补炖品和清润汤水配料,如沙参玉竹百合汤加蜜枣
莲子	甘,微苦,平	养心益胃,健脾止泻	莲子粥:健脾益胃,宁心安神,止泄泻 莲子常配怀山药、芡实,作平补脾肺的食品
百合	甘,微苦,平	润肺止咳,宁心安神	百合鸡蛋糖水:润肺护肤,宁心安神 百合桂圆肉酸枣仁汤:宁心安神,治小儿惊恐夜不宁睡
芡实	甘,涩,平	健脾祛湿,固肾	芡实粥:健脾祛湿,治脾虚泄泻 芡实猪骨汤:健脾固肾,促进小儿生长发育
薏苡仁（薏仁、薏米、苡仁）	甘、淡,微寒	利水消肿,清热排脓,祛湿健胃	薏苡仁有生用、炒用之分:生用清热利水排脓之力好;炒用健脾止泻之力佳 炒薏仁扁豆粥:健脾止泻
白扁豆	甘,平 炒用:甘,微温	健脾,化湿止泻,清暑热	炒扁豆健脾止泻力强;生扁豆消暑化湿力佳 炒扁豆粥:健脾和中,利湿止泻
糯稻根（糯稻的根须）	甘、淡,平	养阴止汗	糯稻根配黑枣、浮小麦煎水代茶,有健脾止汗作用
浮小麦	甘,凉	养心安神,止虚汗、盗汗	浮小麦、黑枣、糯稻根煎水代茶,有养心、除烦、止汗的作用
麦芽	甘,平 炒麦芽:甘,温	疏肝健胃,消食滞,和中	生麦芽醒胃力佳,小儿乳滞面食过多,可用麦芽煎水代茶饮 炒麦芽退乳效果佳

续表

名称	性味	功能	应用
谷芽	甘,平 炒谷芽:甘、温	健胃,消滞	谷麦芽鸭肾汤:治小儿食滞腹胀满、食欲不佳
山楂	平,酸	开胃助消化,消肉食积滞	小儿肉食过多引起的消化不良,尤为适宜,可用山楂配谷麦芽煎水代茶饮
金银花	微苦,寒	清热解毒	金银花水冲蜜糖:清热解毒,润肠通便
菊花 (杭白菊)	甘、微苦,微寒	疏风清热,清肝明目	菊花茶:清热明目,常作清凉饮料 菊花配杞子焗茶饮,清肝兼明目
白茅根	甘,寒	清热利尿,凉血	白茅根竹蔗水:养阴生津,清热利水,止血;可用于麻疹水痘的辅助治疗
板蓝根	微苦,微寒	清热解毒,利咽喉	板蓝根茶:清热解毒,防治扁桃体炎、咽喉炎
冬桑叶	甘、微苦,寒	清热明目,祛痰止咳	治外感风热咳嗽,常配菊花用
石决明	咸,微寒	清肝潜阳,明目退翳	常用于配药治疗小儿肝火烦躁
白芍	苦,微酸,微寒	平肝止痛,养血和阴	常用于配药治疗小儿肝火盛烦躁
绵茵陈	甘,微苦,平、微寒	清热利湿,利胆,去黄疸	常用于肝胆湿热引起的黄疸 绵茵陈鲫鱼汤:对肝炎黄疸,转氨酶升高者,有较好的辅助治疗作用
膨鱼鳃	甘,平	清热养阴,解毒化痰	膨鱼鳃煲粥:能清热养阴、解毒,常用于麻疹收没期及水痘后期,以清解余热及解麻疹水痘毒,促进身体康复。对于腮腺炎患者,可减轻腮腺肿痛
鸡内金	甘、涩、微苦,平	消积滞,健脾胃,化石通淋	鸡内金多与消积滞中药同用,治食滞胀满、呕吐反胃、消化不良、疳积等

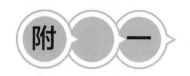

小儿推拿穴位索引

B

八髎　68
百虫　71
百会　22
板门　39
鼻通　22
膊阳池　48

C

承浆　28

D

大肠经　35
大椎　62
丹田　60
膻中　54
地仓　29
肚角　61
端正　46

E

耳后高骨　21
二马　48
二人上马　48
二扇门　47

F

肺经　32
肺俞　63

丰隆　72
风池　28
腹　57

G

肝经　31
龟尾　68

H

合谷　44
后承山　73

J

箕门　70
脊柱　69
肩井　61
精宁　52

K

坎宫　20
昆仑　75

L

老龙　52
六腑　43

N

内八卦　40
内劳宫　39

P

脾经　30
脾俞　65

Q

七节骨　67
脐　58
前承山　73
桥弓　24
曲池　44

R

人中　27
乳根　55
乳旁　55

S

三关　42
三阴交　74
山根　26
上迎香　22
少商　51
神阙　58
肾顶　38
肾经　33
肾俞　66
肾纹　50
十王　51
十宣　51

手阴阳	41	委中	75	一窝风	45
四横纹	36	胃经	34	印堂	26
		胃俞	66	迎香	23
T		五指节	47	涌泉	76
太冲	77	**X**		右端正	46
太阳	21			运水入土	49
天河水	43	小肠经	35	运土入水	49
天门	20	小横纹	37		
天枢	59	小天心	40	**Z**	
天突	53	胁肋	56	掌小横纹	38
天柱骨	24	心经	32	中脘	56
		囟门	25	总筋	45
W		**Y**		足三里	71
外劳宫	50			左端正	46
威灵	53	牙关	27		

附二

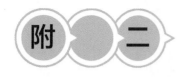

小儿推拿手法索引

A

按大椎 63
按肚角 61
按法 9
按风池 28
按肩井 61
按揉百虫 71
按揉百会 22
按揉曲池 44
按揉三阴交 74
按揉太冲 77
按揉足三里 71
按天突 53
按弦走搓摩 17, 56
按牙关 27

B

板门推向横纹 39
补大肠 35
补肺经 32
补肝经 31
补脾经 30
补胃经 34
补小肠 35
补心经 32

C

擦八髎 68
擦鼻通 22
擦膻中 54
擦法 13
擦肺俞 63
擦脾俞 65
擦肾俞 66
搓摩胁肋 56

D

打马过天河 16, 43
大清天河水 43
大鱼际擦法 13
捣法 11
捣小天心 40

E

二指捏法 12

F

分手阴阳 41
分推膻中 54
分推法 7
分推肺俞 63
分推腹阴阳 57
分推肩胛骨 63

G

㨰法 14

H

合手阴阳 41
合推法 7
横纹推向板门 39
黄蜂入洞 15

K

开天门 20
开璇玑 15

M

摩丹田 60
摩法 9
摩腹 57
摩脐 58
摩囟门 25
摩中脘 56

N

拿百虫 71
拿肚角 61
拿法 8
拿风池 28
拿后承山 73
拿肩井 61
拿桥弓 24
拿委中 75
逆运内八卦 40
捻法 14
捏法 12
捏挤大椎 63
捏脊 69
捏脊法 12

P

平肝　31

Q

掐承浆　28
掐端正　46
掐二马　48
掐法　11
掐昆仑　75
掐老龙　52
掐前承山　73
掐人中　27
掐揉膊阳池　48
掐揉二扇门　47
掐揉合谷　44
掐揉精宁　52
掐揉内劳宫　39
掐揉曲池　44
掐揉四横纹　36
掐揉威灵　53
掐揉五指节　47
掐揉小横纹　37
掐山根　26
掐少商　51
掐十王　51
掐外劳宫　50
掐小天心　40
掐印堂　26
掐总筋　45
清补脾经　30
清大肠　35
清肺经　32
清肝经　31
清脾经　30
清天河水　43
清胃经　34
清小肠　35
清心经　32

R

揉板门　39

揉鼻通　23
揉膊阳池　48
揉承浆　28
揉大椎　63
揉丹田　60
揉膻中　54
揉地仓　29
揉端正　46
揉耳后高骨　21
揉二马　48
揉法　10
揉肺俞　63
揉风池　28
揉丰隆　72
揉龟尾　68
揉后承山　73
揉脾俞　65
揉脐　58
揉前承山　73
揉桥弓　24
揉乳根　55
揉乳旁　55
揉肾顶　38
揉肾俞　66
揉肾纹　50
揉太阳　21
揉天枢　59
揉天突　53
揉外劳宫　50
揉胃俞　66
揉小天心　40
揉牙关　27
揉一窝风　45
揉印堂　26
揉迎香　23
揉涌泉　76
揉掌小横纹　38
揉中脘　56
揉总筋　45

S

三指捏法　12

水底捞明月　18
顺运内八卦　40

T

推膻中　54
推法　7
推箕门　70
推脊　69
推坎宫　20
推抹桥弓　24
推三关　42
推上七节骨　67
推四横纹　36
推天柱骨　24
推下七节骨　67
推小横纹　37
推涌泉　76
推中脘　56
退六腑　43

X

小擦法　14
小鱼际擦法　13
旋推补肾经　33
旋推法　7

Y

猿猴摘果　18
运法　10
运内八卦　40
运内劳宫　39
运太阳　21

Z

掌按法　9
掌擦法　13
直推补肾经　33
直推法　7
指按法　9
指擦法　13

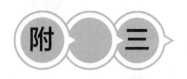

食疗方索引

B

白醋鸡蛋汤　106
白萝卜川贝瘦肉汤　83
白萝卜青榄汤　86
白芷葱豉汤　89
白术川朴花瘦肉汤　108
北芪白术汤　114
薄荷桑菊饮　90

C

蝉蜕冬瓜水　81
蝉蜕薏仁蒺藜汤　115
陈皮牛肉汁　97
陈皮砂仁炒米粥　118
陈皮砂仁粥　112
臭草绿豆糖水　92
除烦消积饮　101
葱豉汤　79

D

淡竹叶麦芽茶　118
定惊安神饮　119
独脚金茅根竹蔗水　93

F

法夏苹果汤　83
番薯芥菜汤　111
番薯糖水　103
防风钩藤饮　117

蜂蜜冲牛奶　103
浮小麦煲羊肚　113
腐竹白粥　80, 99, 105

G

谷麦芽鸭肾汤　100
谷麦芽猪横脷汤　96

H

海参檀香猪横脷汤　124
蚝豉咸瘦肉粥　88
核桃怀山煲猪腰　121
胡萝卜马蹄粥　80, 99
怀山莲子沙参汤　97
怀山芡实鸡汤　122
黄耳无花果瘦肉汤　86
黄花菜瘦肉汤　93

J

鸡蛋花乌梅饮　108
鲫鱼豆腐汤　94
健脾祛湿粥　105
健脾猪肚汤　102
姜蛋汤　82
金银菜猪肺汤　87

L

莱菔消滞茶　119
莲子芡实粥　106

M

马蹄雪梨粥　94
麦麦瘦肉汤　102
麦芽钩藤饮　98
茅根竹蔗粥　111
蜜糖银花露　103
木棉花祛湿茶　106
木香苏叶煎　108

N

内金白芍猪横脷汤　101
内金消滞茶　99

O

藕粉糊　105

P

皮蛋蚝豉咸瘦肉粥　95
苹果玉竹瘦肉汤　85

Q

芪术黑枣汤　91
芡实莲子羊肉汤　121
青壳鸭蛋煲黄花菜汤　89
祛湿粥　81

R

肉苁蓉桑螵蛸汤　121

S

散结方 88
桑椹首乌汤 116
桑叶黄豆汤 90
沙参玉竹百合汤 116
砂仁川朴花瘦肉汤 109
山楂麦芽内金茶 110
山楂双芽瘦肉汤 109
参术木香汤 109
参术瘦肉汤 122
参术猪肚汤 124
生地二冬汤 95
生姜红糖茶 112
湿疹外用方 117
十谷粥 99
双根藕节饮 92
双根止汗汤 113

双根竹蔗饮 87
双苓解毒汤 115
双芽薏仁饮 111
四君猪肚汤 97
松子核桃粥 104
苏叶黑豆汤 91
苏叶生姜黑枣饮 79

T

太子参怀山瘦肉汤 97
土茯苓茵陈茶 117

W

五味子白术瘦肉汤 114

X

西洋参炖冰糖 104
鲜陈鸭肾消食汤 96

辛夷花苍耳子煲猪鼻 90
雪梨南杏润肺汤 84

Y

燕窝炖瘦肉汁 123
燕窝瘦肉粥 86
益智补肾汤 120
银耳百合玉竹汤 84
银桑饮 87
鱼腥草煲猪肺 83
玉竹百合怀山汤 85

Z

芝麻花生糊 103

主要参考书目

1. 江育仁. 中医儿科学 [M]. 上海：上海科学技术出版社, 1985.
2. 王华兰, 张世卿. 中国儿科推拿 [M]. 郑州：河南科学技术出版社, 2019.
3. 何广贤. 儿童食疗 [M]. 广州：羊城晚报出版社, 2008.

55检